汉竹编著·健康爱家系列

降低嘌呤尿酸的

痛风

巧吃法

李 宁 主编

江苏凤凰科学技术出版社 · 南京

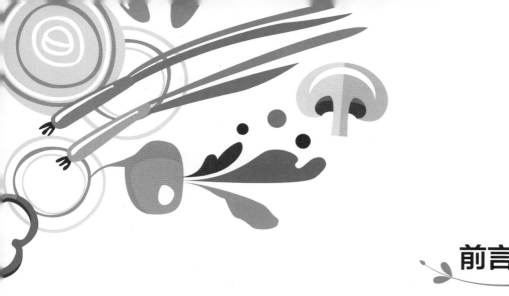

前言

有一种痛是高频率的(伴随着心跳)、停不下来的(吃止痛药也难以缓解)、层层升级的(越来越痛),这种痛的来源就是有着"痛中之王"称号的疾病——痛风!

痛风患者发病的原因往往与其生活习惯有关,尤其是在饮食方面,而低嘌呤饮食对预防痛风起着关键性的作用。这本书就是专为痛风易发人群、高尿酸血症患者、痛风患者量身设计的。吃对了,尿酸自然健康降下来,既能防治痛风,缩短急性发作期,还能延长间歇期,保证正常的生活质量。

痛风患者面对各种各样的食材,到底哪些宜吃、哪些忌吃、哪些慎吃呢?痛风缓解期,怎么吃才能够平衡尿酸,远离痛风?痛风急性发作期,怎么吃才能够消肿、止疼痛?另外,痛风患者常并发有肥胖症、高血压病、糖尿病、高脂血症、冠心病等,这些患者怎么吃,才能够不顾此而失彼?针对这些问题,本书都有介绍。

本书除了对痛风的基础知识做了简要介绍外,还详细列出了各种食材的嘌呤含量、营养功效、饮食宜忌,并对应地给出了低嘌呤食谱。除此之外,本书还有针对性地对痛风易发人群和高尿酸血症患者如何通过饮食防治痛风,痛风患者急性发作时如何通过饮食缓解疼痛,痛风合并症患者如何选择食物等给予了科学的饮食指导。

愿广大读者读完这本书后,掌握正确的饮食要点,早日远离痛风的纠缠。

痛风患者一定不要碰的 7 种食物

痛风是很难根治的病，特别是患有痛风又管不住嘴的人，每次一吃错东西就容易发作。也有时常因为不清楚食物的嘌呤含量而吃错的，为了减少疾病带来的痛苦，下列这 7 种食物，千万不能吃！

1 内脏类食物

动物内脏在高嘌呤食物排行榜上位列第一类，比海鲜类食物更高一些。如果一顿饭里出现太多内脏类食物，对血尿酸的影响可能会比较大。动物内脏包括脑、肝、肠、肾（腰子）、心、肺等，其中又以鸭肝、鸡肝、猪肾、猪大小肠、猪肝嘌呤含量最高。

2 海鲜类食物

大部分海鲜都是中到高嘌呤食物，尤其以贝壳类（如干贝、蛤蜊、牡蛎）、海鱼类（如秋刀鱼、沙丁鱼、鱿鱼）为最高，其次为虾、蟹及河鱼类。对于海鲜类食物，痛风急性发作期间应禁食，缓解期可控制着少量食用，宜搭配蔬菜、新鲜水果，不可配啤酒、果汁。

海鲜制作的调味料

很多人不知道蚝油、鲍鱼汁、海鲜酱、浓缩鸡汁等食品调味料常常是一些动物、海鲜等经过提炼、浓缩加工后的成品，其嘌呤含量非常高，食用这些调味品烹调的食物后，容易在短时间内迅速升高体内的血尿酸水平，易导致痛风的发作。

火锅是完美的"痛风大餐"

火锅一般都爱涮海鲜、牛羊肉、动物内脏等高嘌呤食物，尤其是经久煮过的火锅汤中嘌呤含量非常高。吃火锅后喝了汤，再配啤酒，就集中了内脏、肉汤、海鲜、酒等多种容易诱发痛风的因素。普通人吃没有问题，痛风患者吃一顿，就是当时"痛快"，回家"痛风"了。

5 肉类高汤

肉类本身所含嘌呤是中等偏高的，食用大量肉类者比食用少量肉类者血尿酸水平高，痛风发病风险高。其中，多数鱼肉、海鲜及鸡、鸭、鹅等禽类肉属于高嘌呤食物，而猪、牛、羊等畜肉属于中嘌呤食物。另外，因为嘌呤易溶于水，熬汤时间越长，溶在水中的嘌呤越多，结果就成了一锅"嘌呤汤"。痛风患者一定要远离这类肉汤。

6 高果糖食物

血尿酸高或痛风患者的"敌人"除了各种含嘌呤的食物外，还有含果糖高的食物，尤其是人造果糖，如各种甜食，特别是饮料中的"果葡糖浆"。当摄入较多这类食物时，痛风的危险性也会显著增加，所以此类食物应该尽量少吃。此外，水果中也含有较多的果糖，但鉴于水果中也同时含有很多有益健康的成分，所以在一般情况下，水果是可以适量摄入的，但应注意不要过多。

7 酒类

酒精对痛风的影响是多方面的，啤酒不能喝则是因为它的嘌呤含量比较高，而且容易一次喝过量；即使白酒、黄酒和嘌呤含量比较低的红酒也不能过量饮用，因为酒精会竞争血尿酸的代谢通道，减少尿酸排泄，升高血尿酸，诱发痛风。

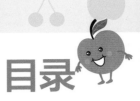

目录

第一章
记住忌口，痛风饮食安排不复杂

第二章
远离痛风，从低嘌呤食物开始

第三章
防治痛风食疗方，止痛降尿酸

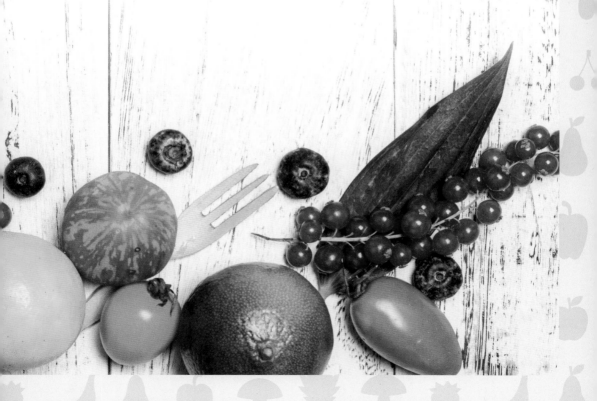

第四章
痛风急性发作期这样吃缓解疼痛

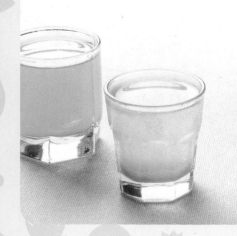
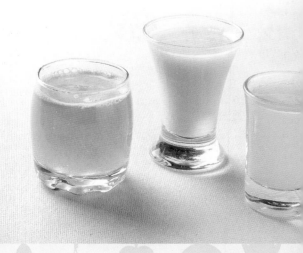

第五章
痛风合并症饮食宜忌与食疗方

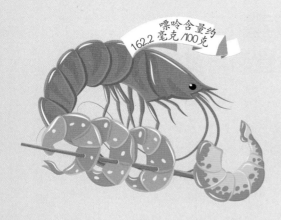

嘌呤含量约 162.2 毫克/100 克

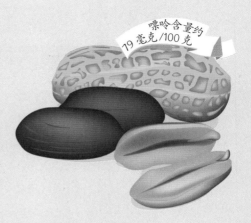

嘌呤含量约 79 毫克/100 克

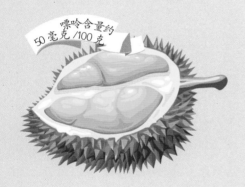

50 毫克/100 克 嘌呤含量约

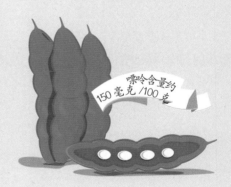

嘌呤含量约 150 毫克/100 克

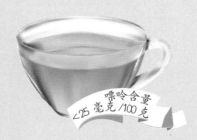

嘌呤含量 <25 毫克/100 克

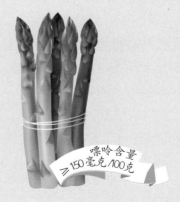

嘌呤含量 ≥150 毫克/100 克

第一章
记住忌口，痛风饮食安排不复杂

痛风是嘌呤代谢紊乱或尿酸排泄减少所引起的一种晶体性关节炎。如今，吃吃喝喝是平常事，由于对痛风饮食禁忌缺乏了解，很多人也不知吃下多少与痛风发病有关的食物：酒、过量的脂肪和高糖食物、海鲜等，使得痛风发作的病例日渐增加，越来越多的痛风患者承受着病痛的折磨。因此，了解日常饮食中的禁忌，成了患者及其家属的必修课。

痛风忌口原则要知晓

　　大吃大喝、重口味等不良的生活习惯都是导致痛风发作的危险因素，如果不加以控制，都有可能变成"痛风的温床"。因此，当你发现尿酸偏高时，就要把好入口关，遵循以下忌口原则，调整饮食方式，从而有效地预防痛风发作。

忌 吃高嘌呤食物

　　不管是痛风缓解期还是痛风急性发作期，饮食都必须严格限制高嘌呤的食物。痛风急性发作时，每日嘌呤摄入量应控制在 150 毫克以下，在缓解期可恢复正常的平衡膳食，但每日嘌呤摄入量最好不超过 400 毫克，避免增加外源性嘌呤的摄入。

　　禁止食用含嘌呤高的食物，如动物内脏、沙丁鱼、凤尾鱼、鲭鱼、肉汁、小虾、肉汤等。另外，蔬菜中除了菠菜、扁豆、黄豆芽、绿豆芽、紫菜、香菇等的嘌呤含量高以外，其他都可以放心食用。

忌 过量摄入热量

　　很多人只知道控制荤菜的食用，而不知控制总热量的摄入其实也是预防痛风反复发作的方法之一。因痛风患者多伴有肥胖、高血压、糖尿病及高脂血症等，所以，控制体重、限制热量摄入变得尤为重要。

　　体重不超过标准体重的 20%~30%，每日摄入热量根据病情而定，一般每日摄入热量控制在 6 270~7 524 千焦。

　　另外，超重或肥胖的人应该减轻体重。不过减轻体重应循序渐进，不能太快，否则容易导致酮症或痛风急性发作。

忌 过量摄入高糖食物

　　食物中的果糖和蔗糖都可以增加尿酸的生成，同时减少尿酸的排出。所以血尿酸高的人和痛风患者一定要尽量减少此类食物的摄入，特别是含果糖高的各种甜食及饮料。

　　另外，含淀粉类的碳水化合物高的食物，如白米、白面、淀粉、粉丝、粉条等，在体内容易转变成糖，同时摄入过多也容易增加体重，从而增加痛风发生的风险，也应该少吃。

忌 过量摄入蛋白质

痛风患者要注意蛋白质的摄入量，每日每千克体重应摄取 0.8~1.0 克的蛋白质，消瘦、体力劳动和年龄大的人可以适当增加摄入量。当痛风患者不能从海鲜、动物内脏、肉类和豆制品中获取蛋白质时，可以通过增加鸡蛋和牛奶的摄入量来满足身体对优质蛋白质的需要。如果是瘦肉、鸡鸭肉等，应该煮沸后去汤食用，避免吃炖肉或卤肉。在烹肉时，应先用水余一下捞出，肉中的嘌呤可部分排出，从而降低肉食中的嘌呤含量。

忌 过量摄入脂肪

为了促进尿酸的正常排泄，主张摄入中等量或较低量的脂肪，一般每日摄入量按每千克体重 0.6~1.0 克为宜。痛风合并高脂血症者，脂肪摄取应控制在总热量的 20%~25%。

忌 过量摄入盐

食盐中的钠离子可使人体血容量增加，引起水肿、血压升高，导致心、肾负荷加重。痛风患者多为中老年人，易合并高血压及动脉硬化，故应限制过多食盐的摄入。烹调时不宜太咸，宜清淡。每日食盐摄入量应限于 6 克以内。当痛风合并肾脏病变，尤其是出现水肿，或者合并冠心病及高血压时，更应限制食盐摄入量，一般控制在 2~5 克。在外用餐和食用加工食品次数多的人，更要注意减少食盐摄入量。应尽量采用新鲜材料烹制，尽量少吃腌制食品（吃腌制食品时，要尽可能去除盐分）。

烧烤过程中所添加的调味品会"助长"食物的嘌呤含量，从而使痛风发作的风险大增。

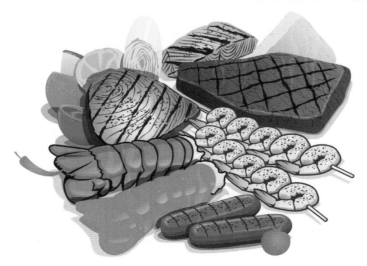

痛风饮食忌这些

合理的饮食有利于增强痛风患者药物治疗的疗效和控制痛风急性发作，不合理的饮食则会使患者的病情雪上加霜，也就是说很多常人能吃的"美食"，痛风患者都不能吃了。要想远离痛风，远离病痛，高尿酸血症患者和痛风患者一定要严格注意以下禁忌。

忌 饮酒

血清尿酸值与饮酒量有密切关系，饮酒是血清尿酸值升高的重要原因之一，是高尿酸血症的危险因素。酒精在肝脏代谢时伴随嘌呤分解代谢增加，容易导致血尿酸升高；同时，酒精能造成体内乳酸堆积，乳酸对尿酸排泄有抑制作用。另外，酒类本身可提供嘌呤原料，如啤酒内就含有大量嘌呤成分。因此，痛风患者应严格控制酒类，最好戒酒。

忌 饮用纯净水

纯净水，顾名思义，水里的微量元素等全部被去掉了。人还是需要摄入水里的各种微量元素的。尿酸的排出与尿液的酸碱度有关，酸性尿不利于尿酸的排出。我国生活饮水卫生标准规定 pH 为 6.5~8.5，而目前市场上供应的纯净水，pH 一般为 6.0 左右，偏弱酸性。痛风患者不宜饮用纯净水，要尽量喝矿泉水或白开水。

忌 吃强烈刺激的调味品或香料

忌吃强烈刺激的调味品或香料，如辣椒。辣椒虽不是高嘌呤食物，但进食后会刺激痛风患者的中枢神经系统，阻碍体内尿酸的排放。如果病情较为严重，要忌吃辣椒。另外，也应避免刺激性的饮料。

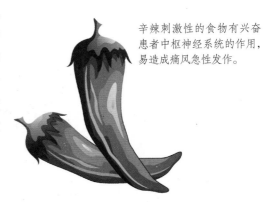

辛辣刺激性的食物有兴奋患者中枢神经系统的作用，易造成痛风急性发作。

忌 口渴才喝水

痛风患者应积极主动地喝水，不能等口渴时才喝水，因为口渴明显时体内已处于缺水状态，这时才饮水对促进尿酸排泄的效果较差。另外，不要在饭前半小时内和饱食后立即喝大量的水，这样会冲淡消化液，如胃酸，影响食欲和妨碍消化功能。饮水的最佳时间是两餐之间及晚上和清晨。晚上指晚餐后 45 分钟至睡前这一段时间，清晨指起床后至早餐前 30 分钟。推荐每日饮水量为 3 000 毫升，可起到增加尿量（最好每天保持 2 000 毫升左右的排尿量），促进尿酸排泄及避免泌尿系统形成结石的作用。

忌 用影响尿酸排泄的药物

妥善处理诱发因素，禁用或少用影响尿酸排泄的药物，如青霉素、四环素、大剂量噻嗪类及氨苯蝶啶等利尿药，以及维生素 B_1、维生素 B_2、胰岛素和小剂量阿司匹林等。

忌 喝火锅汤

火锅好吃不好吃，多半取决于汤底，而汤底多为高汤（即肉汤）。嘌呤易溶于水，所以肉汤中嘌呤含量也就相当高了。而牛、羊、鱼、虾和动物内脏等常见的火锅食材，也是高嘌呤食物，在涮食过程中，火锅汤内会溶解大量嘌呤。此外，为了提味，火锅汤底中一般加入了大量味精、鸡精，这些都含有核苷酸，会导致血尿酸水平升高，甚至诱发痛风，高尿酸血症患者和痛风患者都要忌喝火锅汤。

火锅汤内嘌呤含量极高，被称为痛风患者的"超级杀手"。

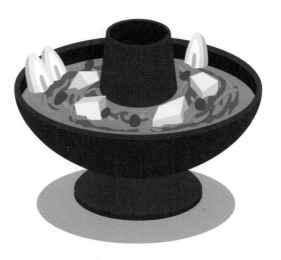

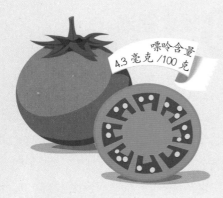

嘌呤含量
4.3 毫克 /100 克

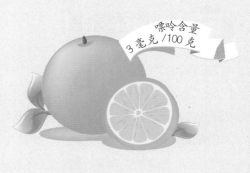

嘌呤含量
3 毫克 /100 克

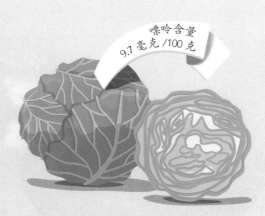

嘌呤含量
9.7 毫克 /100 克

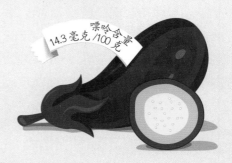

嘌呤含量
14.3 毫克 /100 克

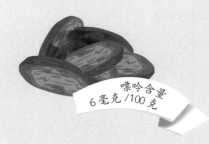

嘌呤含量
6 毫克 /100 克

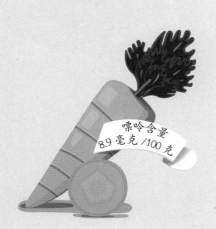

嘌呤含量
8.9 毫克 /100 克

第二章

远离痛风，从低嘌呤食物开始

 提到嘌呤、尿酸这些词，大部分的痛风患者都很熟悉，因为大量食用富含嘌呤的食物是痛风发病的主要诱因之一。所以说，合理的饮食是高尿酸血症患者和痛风患者配合药物治疗的重要途径。那么低嘌呤饮食应该怎么选择食物呢？这些食物都有什么功效呢？怎么吃既能保证营养的均衡，又能降低尿酸含量，减轻疼痛呢？本章将一一为你解答。

嘌呤摄入准则

痛风患者在急性发作期应以低嘌呤食物为主，将每日的嘌呤摄入量控制在 150 毫克以下；在缓解期可恢复正常的平衡膳食，但每日嘌呤摄入量最好不超过 400 毫克，在以低嘌呤食物为主的前提下，不必完全拒绝鸡、鸭、鱼、肉，但应尽量避免食用海鲜、翅、肚。

揭秘：嘌呤、尿酸、痛风三者的关系

如今，越来越多的人开始饱受痛风的折磨。高尿酸血症是痛风的重要标志，如果尿酸持续居高不下，痛风发作的概率就会增大，甚至形成痛风石，造成肾脏损害。嘌呤、尿酸、痛风，以上三个词语总是相伴出现，可能大家对"痛风"这个词都不陌生，但可能不清楚"嘌呤""尿酸"到底是什么，以及嘌呤、尿酸与痛风之间的关系是怎样的。下面就来梳理一下。

嘌呤是什么

嘌呤是 DNA 的主要成分。我们身体里的细胞有一种非常重要的物质，那就是核酸，核酸分为核糖核酸和脱氧核糖核酸，脱氧核糖核酸就是 DNA。人体每天新陈代谢，细胞有的生，有的死，新生细胞里的 DNA 合成，就需要嘌呤。那么细胞死了呢？人体就会将这些死掉的细胞分解掉，细胞一分解，嘌呤就出来了。

嘌呤是合成人体细胞所需能量 ATP 的主要原料。ATP 的中文名字是"腺嘌呤核苷三磷酸"，简单地说，就是人体细胞所需要的能量。因为嘌呤是合成 ATP 的主要原料，所以，当 ATP 被消耗后，嘌呤也就被释放出来了。

嘌呤的来源

人体内的嘌呤主要有两种来源：一种来源是从食物中摄取，占体内嘌呤总量的 20% 左右。嘌呤在很多食物中含量都较高，人们通过食物来获取营养，并在摄取营养的同时摄入一定量的嘌呤。另一种来源是体内的自身合成，占体内嘌呤总量的 80% 左右，是核酸代谢过程中的一种中间产物。

另外，从食物中摄取的嘌呤与机体代谢过程中产生的嘌呤，在最终分解成尿酸的过程上差异很大。虽然从食物中摄取的嘌呤仅占人体嘌呤总量的 20%，却很少能被人体所利用，其中绝大部分生成为尿酸。这就是从食物中过多摄取嘌呤与痛风发病率密切相关的重要原因，同时也是许多患者需要通过"忌口"的方式来自我控制病情的原因。

尿酸是什么

尿酸是嘌呤代谢的最终产物，由核酸、其他嘌呤类化合物以及食物中的嘌呤经酶的作用氧化而来。一般人体内尿酸的生成量和排泄量大致是相等的。一个健康成年人体内的尿酸含量大约是 1 200 毫克，平均每天新生成尿酸量约为 750 毫克，排出尿酸量为 500~1 000 毫克。正常情况下，大约 2/3 的尿酸经过肾脏排泄，1/3 的尿酸由肠道排出，或在肠道内被细菌分解。

从富含嘌呤的食物中分解而来的尿酸叫作外源性尿酸，外源性尿酸约占人体内尿酸总量的 20%，而从氨基酸、核酸分解而来的尿酸叫作内源性尿酸，内源性尿酸约占人体内尿酸总量的 80%。

嘌呤和尿酸是怎么把痛风招来的

在很多人眼中，痛风好像是关节出了问题，但痛风其实是内分泌和代谢出现了问题。这是什么意思呢？如果身体内源性尿酸合成和排泄正常，是不会导致高尿酸血症或是痛风的，但当身体的内在嘌呤代谢出现异常时，尿酸停留在血液中排不出去，导致身体基础血尿酸水平升高，从而产生高尿酸血症。如果仍继续大量摄入高嘌呤食物，血尿酸水平就会升高更多。尿酸的排泄如得不到很好的解决，则尿酸将会沉积在关节、皮下组织或肾脏等部位，从而诱使痛风的发生。

其实关于嘌呤、尿酸、痛风的关系，最简单的解释就是：嘌呤代谢产生尿酸，尿酸升高引起痛风，这是一个逐层推进的关系。所以，要防治痛风，必须减少核酸的氧化分解、嘌呤的摄入，同时加强尿酸的排泄。

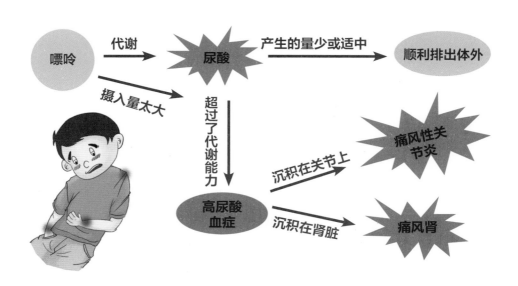

摄入低嘌呤食物更好

　　痛风患者在保证每日营养的足量摄入和热量不超标的前提下，需要积极遵医嘱服用嘌呤代谢调节药物，还应该尽量减少食物中嘌呤的摄入。这时大家往往会有一个认知误区——吃得越少就越好！殊不知，这种做法是错误的，因为少吃≠少嘌呤，而且这样很容易造成营养不足和营养失衡。得了痛风不是要少吃，而是要合理地吃。

食物按照嘌呤含量分成三个等级

　　根据 100 克食物中的嘌呤含量，可将食物分为低嘌呤食物、中嘌呤食物及高嘌呤食物三类，这三类基本涵盖了平时常吃的食物。

食物分类	每 100 克食物嘌呤含量	食用时期
低嘌呤食物	<25 毫克	任何时期均可食用
中嘌呤食物	25~150 毫克	急性发作期禁食，缓解期谨慎食用
高嘌呤食物	150~1 000 毫克	任何时期均要禁食

低嘌呤食物

(1) 主食类：米、麦、面类制品，淀粉、高粱、通心粉、马铃薯、甘薯等。

(2) 奶类：牛奶、乳酪、冰激凌等。

(3) 荤食：蛋类以及猪血、鸡血、鸭血等。

(4) 蔬菜类：大部分蔬菜均属于低嘌呤食物。

(5) 水果类：水果基本上都属于低嘌呤食物。

(6) 饮料：苏打水、可乐、汽水、茶、果汁、巧克力、可可等。

(7) 油脂类：植物油、瓜子、黄油、奶油、杏仁、核桃、榛子。

(8) 其他：酱类，干果、糖、动物胶或琼脂制的点心及其调味品。

特别提示：有些水果虽然嘌呤含量不太高，但因其含糖量偏高，食用时要限量，而且纯果汁类的饮品要尽量避免。

中嘌呤食物

(1) 豆类及其制品：豆制品（豆腐、豆干、乳豆腐、豆奶、豆浆）、干豆类（绿豆、红豆、黑豆、蚕豆）、豆苗、豆芽。

(2) 肉类：家禽、家畜肉。

(3) 水产类：草鱼、鲤鱼、鳕鱼、比目鱼、鲈鱼、螃蟹、鳗鱼、鳝鱼、香螺、鲍鱼。

(4) 蔬菜及菌菇类：笋(冬笋、笋干)、鲜豆类(四季豆、青豆、菜豆、豌豆)、菜花、海带、金针菇、银耳、蘑菇。

(5) 油脂类及其他：花生、腰果、芝麻、栗子、莲子。

特别提示：尽管这些食物不属于嘌呤含量最高的食物，但是有些食物是高热量、高脂肪的，对痛风患者的恢复很不利，一定要注意少量摄入。

高嘌呤食物

(1) 豆类及蔬菜、菌菇类：黄豆、香菇、扁豆、紫菜。

(2) 肉类：家禽及家畜的肝、肠、心、肚与胃、肾、肺、脑等内脏，肉脯，浓肉汁，肉馅等。

(3) 水产类：鱼类（鱼皮、鱼卵、鱼干以及沙丁鱼、凤尾鱼等海鱼）、贝壳类、虾类、海参。

(4) 其他：各类酒，尤其是啤酒。

特别提示：干豆类含水量大约只有 10%，若用水煮或者做成豆腐再吃，则嘌呤会减少很多，属于中低嘌呤含量的食物。

痛风急性发作期饮食原则

患者在痛风急性发作期应严格限制嘌呤在 150 毫克 / 日以下，可选用含嘌呤低的食物，蛋白质每日 50~70 克，以牛奶、鸡蛋（特别是蛋白）、谷类为蛋白质的主要来源。脂肪不超过 50 克，以碳水化合物补足热量的需要。禁食含嘌呤高的肝、肾、胰、鲭鱼、沙丁鱼、小虾、肉汁、肉汤。液体进量不应少于每日 3 000 毫升，此外还可以用小苏打片等药物或苏打水碱化尿液。

痛风缓解期饮食原则

在痛风的缓解期，可以慢慢恢复正常的平衡膳食，以维持理想体重。蛋奶类、水果、蔬菜类和主食类都基本与正常人饮食相同。但是对于肉类和海鲜类，不仅要在量上控制，更要在种类上精挑细选。在缓解期，每日肉类和海鲜类都要控制在 100 克之内，并选择嘌呤含量相对较低的种类。蛋白质每日以不超过 80 克为宜。慎食高嘌呤的食物。限量地食用含嘌呤少量及中等量的食物，其中的肉、鱼、禽类每日可食用 60~90 克，还可将肉类煮熟后弃汤食用。

对于痛风患者来说，樱桃富含的花青素能降低发炎的概率，起到消肿、减轻疼痛的作用。

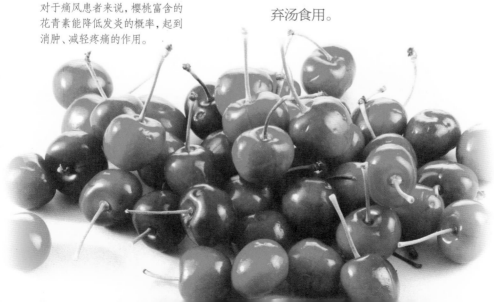

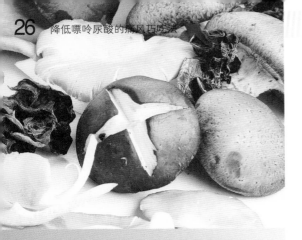

蔬菜及菌菇类

蔬菜是一类低嘌呤、低糖、低脂的食材，也是人体维生素 C 和膳食纤维的主要来源。绝大部分蔬菜膳食纤维含量高，热量低，适于痛风合并肥胖症的患者。不过，在食用蔬菜时，痛风患者需注意以下几点。

每顿摄入蔬菜量不少于 200 克： 按照中国居民平衡膳食宝塔建议，每人每天应吃 400~500 克蔬菜。痛风患者每顿摄入蔬菜量不少于 200 克。

蔬菜最好凉拌，不要煎、炸： 蔬菜含有较多的类胡萝卜素、维生素 C 及多种抗氧化成分，煎、炸等高温烹调方式会导致营养成分被分解破坏。保存蔬菜营养的最好烹调方式是凉拌。对一些根茎类蔬菜，也可以选择蒸、焯的方式进行烹调。

蔬菜吃得不对，也会痛风： 虽然整体来说，蔬菜的嘌呤含量的确要比肉类食物低很多，但有些种类的蔬菜还是含有相当高的嘌呤的，比如竹笋、香菇等，所以，痛风患者还是少吃为妙。

痛风慎食、限量吃的 8 种蔬菜及菌菇

并不是所有蔬菜都是低嘌呤的，有一些蔬菜是痛风急性发作期禁止食用而间歇期应少食用的，如芦笋、茼蒿及带根的豆芽菜。菌菇类营养丰富，但大多数嘌呤含量稍高，属慎吃食物，痛风患者可在间歇期少量食用。

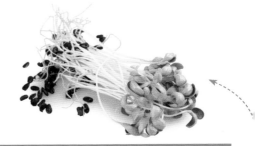

豆苗

嘌呤含量：500 毫克 /100 克

豆苗虽然是蔬菜，但其实是正处于旺盛生长期的豆类植物，嘌呤含量相对较高，痛风患者应避免食用，处于急性发作期的患者更不要吃，以免加重疼痛。

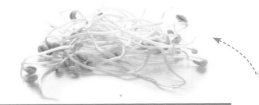

带根豆芽

嘌呤含量：约 500 毫克 /100 克

豆芽中有人体容易吸收的多糖和氨基酸，其含有的一种干扰素诱生剂，能增强机体抗病毒、抗癌肿的功效，老年高血压患者宜食。但豆芽的嘌呤含量过高，痛风患者不宜食用。

香菇

嘌呤含量：>150 毫克 /100 克

香菇能够降血压，还能增强机体抗病毒能力，但其嘌呤含量过高，痛风患者要控制食用量，不宜一次大量食用。

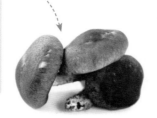

菠菜

嘌呤含量：13.3 毫克 /100 克

菠菜含丰富的维生素 E 和维生素 C，能促进体内细胞增殖，减少游离的嘌呤含量。菠菜中富含叶酸，对于心血管疾病有积极的预防作用。服用叶酸可以降低 25% 罹患心脏病的风险。但是对于痛风患者来说，本身就容易导致痛风性肾结石。而菠菜富含草酸，与含钙丰富的食物（如豆制品）同煮会形成草酸钙沉淀，从而加速导致或者加剧痛风性结石，故还是慎食为好。

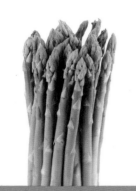

竹笋

嘌呤含量：53.6 毫克 /100 克

竹笋富含膳食纤维，能平稳血压，降低血脂，防治痛风合并高血压、高脂血症。但竹笋嘌呤含量不低，痛风患者要少食，急性发作期则不食。

芦笋

嘌呤含量：≥150 毫克 /100 克

虽然芦笋能清除肠道中的多余胆固醇，可降低血压，对心血管疾病、水肿等也有很好的疗效，但其嘌呤含量过高，痛风患者不应过多食用，也不宜吃得太频繁。

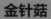

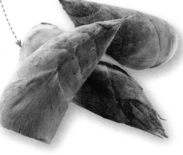

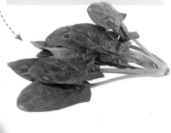

金针菇

嘌呤含量：60.9 毫克 /100 克

食用金针菇后人体内会形成碱性环境，有利于尿酸盐的溶解和排泄。金针菇脂肪含量低，富含膳食纤维，经常食用可降血脂，对防治心脑血管疾病有利，适合痛风及痛风合并症患者。但金针菇本身嘌呤含量略高，要慎食、少食。

银耳

嘌呤含量：98.9 毫克 /100 克

银耳嘌呤含量高，痛风患者急性发作期不要吃。但是银耳富含钾，又是碱性食物，有助于尿酸盐的溶解和排泄，适合痛风康复期、高尿酸血症者在日常适量食用。

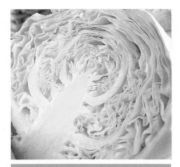

圆白菜

主要营养成分	碳水化合物	钾	维生素 C
含量（每 100 克食物） 与同类食物含量比较	4.6 克 低	124 毫克 低	40 毫克 中

宜吃

有利于尿酸溶解和排泄

每日推荐食用量

50~100 克

嘌呤含量（每 100 克）

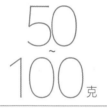

9.7 毫克

热量（每 100 克）

101 千焦

防治痛风关键点

圆白菜嘌呤含量很低，且 90％ 是水分，含适量维生素 C 及钾，既可减少尿酸的生成，又有利于尿酸盐的溶解和排泄。圆白菜含糖量低，含膳食纤维量高，其中的丙醇二酸还可抑制糖类转变成脂肪，防止脂肪和胆固醇沉着。因此，圆白菜适合痛风合并糖尿病、肥胖症的患者食用。

防治痛风吃法

圆白菜可清炒、爆炒，也可与猪瘦肉稍炒后加入米粥中。圆白菜有少量致甲状腺肿的物质，不宜生吃，烹饪前可以用水烫一下，可适量用含碘盐、海带来补充碘。

适宜人群

圆白菜适合动脉硬化、肥胖患者、高脂血症、脂肪肝患者、孕妇及胃溃疡患者食用，并有防治癌症的功效。

忌吃人群

圆白菜轻微致泻，有肝病、急性肠炎、腹泻患者、胃寒者慎食，以免加重病情。

这样搭配更健康
西红柿＋圆白菜　二者搭配食用，具有益气生津的功效。

Tips ▏圆白菜存放时间过长，维生素 C 会损失，最好现买现吃。

圆白菜炒鸡蛋粉丝

总嘌呤含量< 50 毫克

原料：圆白菜 200 克，鸡蛋 1 个，粉丝 50 克，葱、姜、蒜、盐、生抽各适量。

做法：①圆白菜洗净，切丝；粉丝泡软，剪短；鸡蛋打散，入锅炒熟备用；葱切成葱花；姜切末；蒜切片。②锅内放油烧热，放葱花、姜末、蒜片爆香，加圆白菜丝炒软，加入粉丝、鸡蛋继续翻炒。③最后调入适量盐和生抽，翻炒均匀即可。

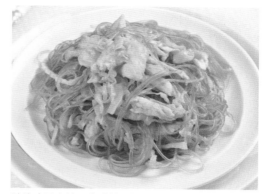

防治痛风功效：本道菜品性平养胃，其中的圆白菜含有丰富的胡萝卜素、维生素 C、钾、钙，适合间歇期的痛风患者经常食用。

三鲜菜卷

总嘌呤含量< 25 毫克

原料：圆白菜 100 克，胡萝卜、冬笋、鲜木耳各 25 克，盐、香油、生姜汁各适量。

做法：①圆白菜洗净，用开水焯透，过凉水，用盐、香油、生姜汁稍腌待用。②将胡萝卜、鲜木耳、冬笋洗净，切成细丝，用开水焯透，过凉水，用盐、香油、生姜汁稍腌待用。③将腌制好的三丝用腌制好的圆白菜叶卷成卷。④最后将菜卷切成段即可。

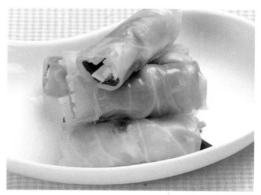

防治痛风功效：此菜品能益气补虚，降低血尿酸。圆白菜基本上不含嘌呤，还含有大量的维生素 C，高脂血症、脂肪肝、肥胖症、痛风患者可常吃。

芝麻圆白菜

总嘌呤含量< 25 毫克

原料：圆白菜 200 克，黑芝麻 10 克，盐适量。

做法：①用小火将黑芝麻不断翻炒，炒出香味时出锅，备用；圆白菜洗净，切成粗丝。②油锅烧热，放入圆白菜，翻炒几下，加盐调味，炒至圆白菜熟透发软。③最后撒上少许黑芝麻即可。

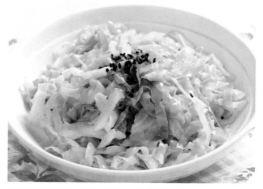

防治痛风功效：圆白菜有清热利尿、润肠通便的作用，加之热量较低，很适合痛风患者食用。

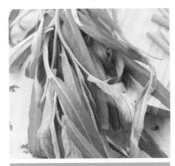

宜吃

利尿除湿，
通便解毒

每 日 推 荐 食 用 量

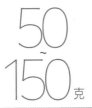

50
~
150 克

嘌呤含量（每 100 克）

17.5 毫克

热量（每 100 克）

77 千焦

空心菜

主要营养成分	胡萝卜素	维生素 C	膳食纤维
含量（每 100 克食物）	1714 微克	5 毫克	1.4 克
与同类食物含量比较	高	中	中

防治痛风关键点

空心菜是低嘌呤食物，可利尿除湿，有助于尿酸的排泄，痛风患者经常食用有助于减缓症状。空心菜富含膳食纤维，可促进肠蠕动、通便解毒、降低胆固醇。因此，空心菜对并发高脂血症、糖尿病的痛风患者尤为适宜。

防治痛风吃法

空心菜宜大火快炒，可以避免营养流失。炒空心菜时宜加点蒜，蒜能降血脂及预防冠心病和动脉硬化，并可防止血栓的形成，对防治痛风合并糖尿病、血管疾病有帮助。

适宜人群

空心菜中的胡萝卜素含量很高，在体内可转化成维生素 A，能明目去翳、细腻肌肤，适合眼部疲劳干涩的人和爱美人士。空心菜还能降低血糖，可作为糖尿病患者的食疗佳蔬。

忌吃人群

空心菜性寒滑利，故体质虚弱、脾胃虚寒、大便溏泄者不宜多食，血压偏低、胃寒者宜少吃。

这样搭配更健康
红辣椒 + 空心菜 富含维生素和矿物质，可降压、消肿。

Tips ▯ 洗空心菜时最好提前用淡盐水浸泡一下。

蒜蓉空心菜

总嘌呤含量 < 40 毫克

原料：空心菜 200 克，盐、生抽、白醋、蒜各适量。

做法：①空心菜择去老茎，洗净，切成段；蒜切末。②锅中加水、盐和油烧开，放入空心菜，滴几滴白醋，焯熟后盛盘。③将蒜末放空心菜上，淋上生抽，浇上热油拌匀即可。

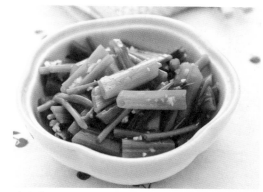

防治痛风功效：这道菜开胃健食，可促进消化，而且有预防感冒、炎症的功效，夏季食用清凉去热，能防治痛风及其并发症。

空心菜粥

总嘌呤含量 < 30 毫克

原料：空心菜 50 克，大米 100 克，盐适量。

做法：①将空心菜择洗干净，切成两段；大米淘洗干净备用。②锅置火上，放适量清水、大米，煮至粥将成时，加入空心菜、盐，再继续煮至粥黏稠即可。

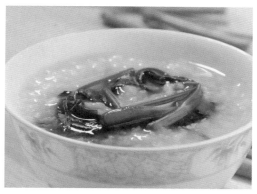

防治痛风功效：空心菜是低嘌呤食物，与大米一起熬成粥后，能养心补虚，降低血尿酸，痛风患者经常食用，有助于减缓症状。

空心菜炒鸡蛋

总嘌呤含量 < 40 毫克

材料：空心菜 300 克，鸡蛋 1 个，葱花、盐各适量。

做法：①鸡蛋放入碗中，打成蛋液，炒熟备用；空心菜洗净切段。②锅中热油，爆香葱花，放入空心菜炒至变色，放入鸡蛋翻炒几下，加入盐调味即成。

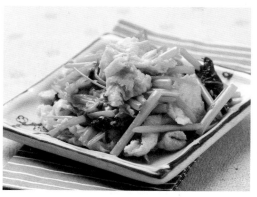

防治痛风功效：空心菜富含膳食纤维，可促进肠道蠕动，加速排毒，同时富含维生素 C，有助于尿酸的排泄。

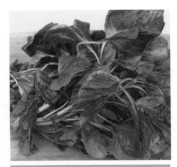

苋菜

主要营养成分	钙	维生素 C	膳食纤维
含量（每100克食物）	178 毫克	30 毫克	1.8 克
与同类食物含量比较	高	中	中

宜吃

适合痛风合并糖尿病患者

每日推荐食用量

50
~
150 克

嘌呤含量（每100克）

23.5 毫克

热量（每100克）

146 千焦

防治痛风关键点

苋菜是低嘌呤食物，痛风患者经常食用有助于减缓症状。苋菜富含钙质，能促进骨骼的生长，预防尿酸盐对骨骼的损害。苋菜还富含镁元素，可改善糖耐量，适合痛风合并糖尿病的患者。另外，苋菜中的叶酸能促进人体内脂肪氧化，将人体多余脂肪排出体外，有助于减肥。

防治痛风吃法

苋菜可炒食，也可煮汤。苋菜炒食性味偏于平和，煮汤吃有清热通利作用。苋菜最好晚上吃，因为它含光敏性物质，出门后被太阳一晒，有可能患上植物日光性皮炎。

适宜人群

苋菜富含钙质和膳食纤维，很适合血脂高的人群食用。

忌吃人群

消化不良、腹满、肠鸣、大便稀薄等脾胃虚弱者要少吃或暂时不吃为好。

这样搭配更健康
苋菜 + 大蒜 可以杀菌消炎，还能清热祛湿。

Tips ▎苋菜不宜一次吃得过多，否则易引起皮炎。

清炒苋菜

原料：苋菜100克，盐、蒜、葱各适量。

做法：①苋菜择洗干净，切小段；蒜拍碎；葱切碎备用。②锅置火上，放少许油烧热，再将拍碎的蒜和葱花一起放入锅中爆香。③最后放入苋菜反复翻炒，熟后加盐略炒片刻即可。

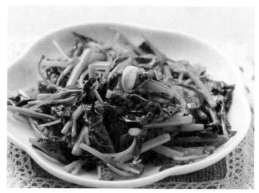

防治痛风功效：苋菜富含碳水化合物、多种维生素和矿物质，以及较多的膳食纤维，常食有利于强身健体，提高身体的免疫力。苋菜嘌呤含量低，富含钾，有利于尿酸的排出。

苋菜鸡蛋

总嘌呤含量 < 60 毫克

原料：苋菜200克，鸡蛋2个，蒜、盐各适量。

做法：①苋菜择去老梗，冲洗干净；蒜捣成蒜蓉；鸡蛋打散，在油锅中煸炒成形后盛出。②炒锅大火烧热，加油至六成热，放入蒜蓉爆香，加入苋菜翻炒，放入鸡蛋接着翻炒。③最后加盐，苋菜变软即可。

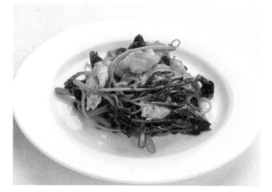

防治痛风功效：此菜品热量不高且营养丰富，能清热解毒、明目利咽、瘦身美容，还能降低血尿酸，适合痛风合并糖尿病、肥胖症患者食用。

蒜蓉苋菜

总嘌呤含量 < 40 毫克

原料：苋菜150克，蒜、盐、酱油、香油、醋、白糖、红辣椒油各适量。

做法：①将苋菜从尖顶往下折成小节，撕去筋，洗净；蒜去皮，洗净，捣成蒜泥。②炒锅上旺火，加水烧开，放入苋菜煮至断生，捞出过凉，沥干水分。③加入盐、香油、酱油、醋、白糖、红辣椒油及蒜泥，拌匀即可。

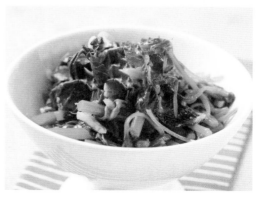

防治痛风功效：苋菜所含钙、铁进入人体后易被吸收利用，而且苋菜是低嘌呤食物，适合痛风患者食用。

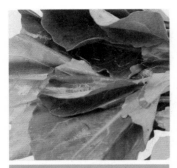

芥蓝

主要营养成分	钙	维生素 C	钾
含量（每 100 克食物）	121 毫克	37 毫克	345 毫克
与同类食物含量比较	高	中	高

宜吃

适合痛风合并肥胖症患者

每日推荐食用量

100 克

嘌呤含量（每 100 克）

18.5 毫克

热量（每 100 克）

98 千焦

防治痛风关键点

芥蓝中的维生素 C 有利于体内尿酸的排泄。芥蓝中含有有机碱，这使它带有一定的苦味，能刺激人的味觉神经，增进食欲，还可加快胃肠蠕动，有助消化。芥蓝所含的膳食纤维既能稳定血压，又能减肥瘦身，适合并发糖尿病、肥胖症的痛风患者。另外，芥蓝所含的钙可保护血管弹性，降低血管通透性，能预防高血压的发生。

防治痛风吃法

芥蓝可凉拌、炒食，也可做配料、汤料使用。炒芥蓝的时间要长些，加入的汤水要多些，因为芥蓝梗粗，不易熟透，烹制时水分挥发得也会比其他蔬菜多。

适宜人群

芥蓝能增进食欲，特别适合食欲不振的人食用。芥蓝还适合便秘、有眼疾、高胆固醇的患者食用。

忌吃人群

限制纤维摄入的人，如腹泻、肠炎等，要少吃芥蓝。

这样搭配更健康

牛肉 + 芥蓝　二者同吃营养丰富，又温中利气。

Tips 炒制时最好加少许糖，能更好地中和芥蓝的苦涩感。

白灼芥蓝

总嘌呤含量 < 50 毫克

原料： 芥蓝 200 克，红菜椒、姜、葱、生抽、白糖、盐各适量。

做法： ①芥蓝择洗干净；葱、红菜椒、姜切成细丝。②将生抽、白糖、部分姜丝加水煮开制成调味汁。③另起锅，加水、盐、油，将芥蓝煮熟装盘，淋上调味汁，摆上葱丝、红椒丝，用热油浇一下即可。

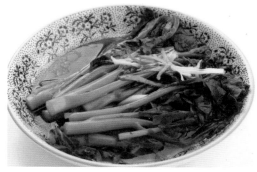

防治痛风功效：芥蓝中的胡萝卜素含量高，能明目，它还有助消化、消暑解热、治便秘、降低胆固醇、软化血管的功效，很适合痛风合并高脂血症者食用。

芥蓝腰果炒香菇

总嘌呤含量 < 50 毫克

原料： 芥蓝 150 克，香菇 1 朵，腰果、枸杞、盐各适量。

做法： ①芥蓝洗净去皮，切片；香菇洗净焯水后，切片；腰果、枸杞洗净沥水。②油锅烧热，小火放入腰果炸至变色后捞出。③另起油锅烧热，煸炒香菇片，炒至水干，加入芥蓝片翻炒至熟，再加入腰果、枸杞和盐翻炒均匀即可。

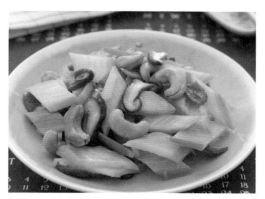

防治痛风功效：腰果与富含维生素和膳食纤维的芥蓝、香菇同食，能加快胃肠蠕动，有助于促进新陈代谢，很适合痛风合并肥胖症患者食用。

凉拌芥蓝

总嘌呤含量 < 40 毫克

原料： 芥蓝 200 克，蒜、花椒、姜、盐、香油各适量。

做法： ①蒜、姜切片；芥蓝留嫩叶洗净后，放入开水中焯一下，焯至颜色翠绿捞出，过凉水，沥干后切成段，备用。②热锅放油，将姜片、蒜片、花椒放入热油中翻炒出香味，捞出。③将炒好的油均匀地倒入芥蓝中，然后放盐，滴几滴香油，拌匀即可。

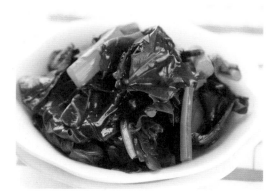

防治痛风功效：芥蓝有利水化痰的作用，嘌呤含量不高，适合痛风缓解期患者适量食用。

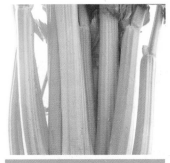

芹菜

主要营养成分	膳食纤维	胡萝卜素	钾
含量（每 100 克食物）	1.2 克	340 微克	206 毫克
与同类食物含量比较	中	低	中

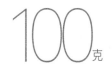

降压利尿，消脂减肥

每日推荐食用量

100克

嘌呤含量（每 100 克）

10.3毫克

热量（每 100 克）

93千焦

防治痛风关键点

芹菜是含钾蔬菜，钾元素可促进血液中的尿酸盐溶解，增加尿酸的排出量。芹菜富含维生素和矿物质，能促进体内废物的排泄，有利于尿酸的排出。芹菜富含膳食纤维，能降血糖，又能降低体内的胆固醇含量，有消脂减肥的功效，是痛风及痛风合并症患者理想的食材。

防治痛风吃法

芹菜可凉拌、炒食，还可与其他蔬果一起榨汁。新鲜芹菜叶的维生素 C 含量更高，所以食用时最好不要扔掉叶子。芹菜不要煮得过烂，以免维生素和无机盐流失。

适宜人群

芹菜含有降压成分，对于原发性、妊娠性及更年期高血压患者均有效，也能缓解痛风合并高血压症人群的症状。多食芹菜还有利于安定情绪，消除烦躁。

忌吃人群

芹菜性凉质滑，脾胃虚寒、肠滑不固、血压偏低、大便溏薄者，不宜吃芹菜。

这样搭配更健康

西瓜 + 芹菜 西瓜有除水肿、降血压的功能，芹菜可舒缓焦虑和压力，混合榨汁食用，既凉爽清心，又防病治病。

Tips 宜买菜叶翠绿有光泽，菜梗肥壮、坚硬不发空的芹菜。

芹菜百合饮

（总嘌呤含量 < 35 毫克）

原料： 芹菜 300 克，百合 50 克，蜂蜜适量。

做法： ①芹菜、百合洗净，分别在沸水中焯 2 分钟。②芹菜、百合放榨汁机中搅打，倒出过滤后调入适量蜂蜜即可。

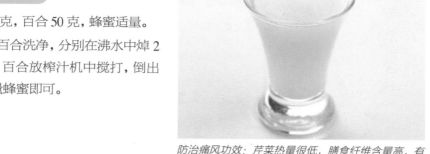

防治痛风功效：芹菜热量很低，膳食纤维含量高，有助于减少脂肪的吸收，很适合肥胖症、高尿酸血症及痛风患者。

芹菜炒鸡蛋

（总嘌呤含量 < 25 毫克）

原料： 芹菜 100 克，鸡蛋 2 个，葱、盐、香油各适量。

做法： ①将芹菜择洗干净，切成约 3 厘米长的段，用沸水焯一下，捞出凉凉，沥水待用；葱切成葱花。②将鸡蛋磕入碗内，加入盐、葱花和适量凉水调匀。③炒锅上火，放香油烧热，倒入鸡蛋液边炒边淋油，炒至鸡蛋半熟，再放入芹菜、盐，炒熟后出锅即可。

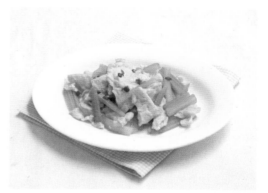

防治痛风功效：芹菜的热量很低，还能缓解便秘，利于控制体重，很适合痛风患者食用。

爽口芹菜叶

（总嘌呤含量 < 15 毫克）

原料： 芹菜叶 100 克，西红柿 50 克，白糖、香油、酱油、盐各适量。

做法： ①将芹菜叶洗净，放入开水中焯烫，捞出，过凉水后控干；西红柿洗净后切成小丁。②将芹菜叶和西红柿丁放入大碗中，放入适量白糖、香油、酱油、盐，搅拌均匀即可。

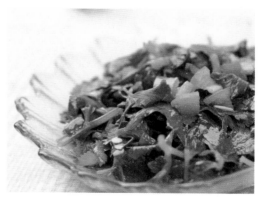

防治痛风功效：芹菜叶的营养不容忽视，还可以煮汤喝，且有美容养颜、安神助眠的功效。

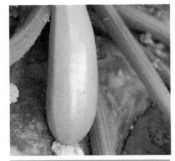

宜吃

清热利尿，减肥瘦身

每日推荐食用量

80克

嘌呤含量（每100克）

7.2毫克

热量（每100克）

79千焦

西葫芦

主要营养成分	碳水化合物	膳食纤维	钾
含量（每100克食物）	3.8克	0.6克	92毫克
与同类食物含量比较	低	低	低

防治痛风关键点

西葫芦所含的维生素 E 能防止细胞破损，从而避免尿酸盐含量的升高。西葫芦还是低热量、低脂肪、低糖蔬菜，是痛风合并糖尿病、肥胖症、高脂血症患者的优选食物。

防治痛风吃法

西葫芦可炒食，也可做汤饮。但西葫芦忌生吃，烹调时也不宜煮得太烂，以免损失营养。在盐水中浸泡几分钟，可以防止西葫芦在炒的过程中渗出过多水分。

适宜人群

西葫芦具有清热利尿、除烦止渴、润肺止咳、消肿散结的功能，可用于辅助治疗水肿腹胀、烦渴、疮毒以及肾炎、肝硬化腹水等患者。

忌吃人群

西葫芦是凉性的，脾胃虚寒的人应少吃。

这样搭配更健康

西葫芦＋韭菜 具有清热解毒、利水消肿等多种功效。

Tips 把西葫芦放在屋内阴凉通风处，不要沾水，可以长时间保存。

西红柿炒西葫芦

总嘌呤含量 < 30 毫克

原料：西葫芦 200 克，西红柿 150 克，盐、蒜各适量。

做法：①西葫芦洗净，去瓤，切片；西红柿洗净，切小块；蒜切片。②锅热后放植物油，加蒜爆香，放西葫芦片，待西葫芦软塌时放入西红柿块，加盐调味，大火翻炒。③待西红柿变软后，加少许水开小火焖 2 分钟即可出锅。

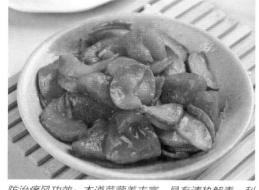

防治痛风功效：本道菜营养丰富，具有清热解毒、利水利肾的功效，便于尿酸排出体外。还能润泽肌肤，提高身体免疫力。

西葫芦鸡蛋饼

总嘌呤含量 < 45 毫克

原料：西葫芦 250 克，面粉 150 克，鸡蛋 1 个，盐适量。

做法：①鸡蛋打散，加盐调味；西葫芦洗净，切丝。②将蛋液放入西葫芦丝和面粉中，搅拌均匀成面糊。如果面糊稀了就加适量面粉，如果稠了就加蛋液。③油锅烧热，倒入面糊，煎至两面金黄即可。

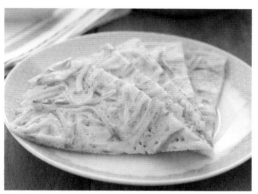

防治痛风功效：西葫芦富含维生素 C、胡萝卜素、钙，与鸡蛋搭配更利于营养吸收，好吃又不易长胖，还有清热利尿、润肺止咳、提高免疫力的功效。

糖醋西葫芦丝

总嘌呤含量 < 25 毫克

原料：西葫芦 300 克，蒜、花椒粒、盐、醋、白糖、淀粉各适量。

做法：①将西葫芦洗净，去瓤，切丝；蒜切末。②油锅烧热，放入花椒粒，炸至变色，捞出。③油锅里放入蒜末，煸香，倒入西葫芦丝翻炒。④盐、白糖、醋、淀粉和水调成汁，沿锅边淋入锅里，翻炒均匀即可。

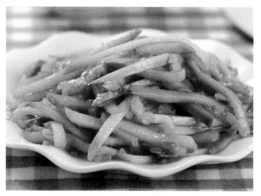

防治痛风功效：糖醋西葫芦口感酸甜，热量低，利于减肥，西葫芦含有多种 B 族维生素，可保持细胞的能量充沛。

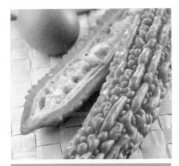

苦瓜

主要营养成分	膳食纤维	维生素 C	钾
含量（每100克食物）	1.4 克	56 毫克	256 毫克
与同类食物含量比较	中	高	中

宜吃

利尿活血，降低血糖

每日推荐食用量

60克

嘌呤含量（每 100 克）

11.3毫克

热量（每 100 克）

91千焦

防治痛风关键点

苦瓜味苦，生则具有清暑泄热、明目解毒的功效，熟则具有养血滋肝、润脾补肾的功效。苦瓜是低嘌呤食物，钾含量较高，有利于尿酸的排出，减少血液中尿酸盐的含量，痛风患者经常食用有助于减缓症状。苦瓜中含有类似胰岛素的物质，糖尿病患者经常食用，有一定益处。因此，苦瓜对痛风合并糖尿病有辅助治疗作用。

防治痛风吃法

苦瓜可炒食，可做汤饮，可盐渍去苦味。将新鲜苦瓜切成片，晒干，痛风合并糖尿病的患者可随时拿几片泡水喝。

适宜人群

苦瓜具有清热消暑、养血益气、补肾健脾、滋肝明目的功效，适于肝火上炎、目赤疼痛者。

忌吃人群

苦瓜性凉，脾虚胃寒者不应生吃。苦瓜含较多的草酸，不应与补钙药品同食，以防形成结石。

这样搭配更健康
茄子 + 苦瓜　二者同吃是心血管病患者的推荐饮食搭配。

Tips 制作苦瓜时可先用沸水焯一下去除草酸。

苦瓜鸡蛋饼

总嘌呤含量 < 30 毫克

原料： 苦瓜 200 克，鸡蛋 100 克，葱、盐各适量。

做法： ①苦瓜去籽和白瓤，切片，用盐拌，再放入冰水中浸泡 20 分钟，捞起切成细碎状；葱切成葱花。②鸡蛋打散，加葱花、盐、苦瓜末搅拌均匀。③平底锅烧热加油，倒入苦瓜蛋汁，小火慢煎至熟。

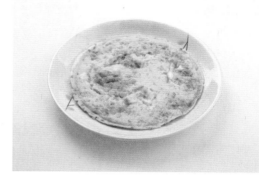

防治痛风功效：苦瓜中含有较多的维生素 C 和膳食纤维，鸡蛋富含蛋白质，二者都属于嘌呤低的食物，苦瓜鸡蛋饼很适合痛风患者夏季食用。

五味苦瓜

总嘌呤含量 < 30 毫克

原料： 苦瓜 250 克，香油、番茄酱、酱油、蒜、香菜、醋各适量。

做法： ①将苦瓜洗净，去瓜心，只用外面一层，用刀斜切成块；蒜捣成蒜蓉；香菜切细碎。②将苦瓜块放入碗中，加入番茄酱、酱油、蒜蓉、香油、醋拌匀，最后撒上香菜碎即可。

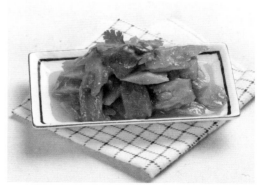

防治痛风功效：苦瓜属于低脂肪、低嘌呤食物，其所含奎宁有利尿活血、消炎退热的功效，有助于痛风患者排出尿酸、消肿退热。

苦瓜拌芹菜

总嘌呤含量 < 40 毫克

原料： 芹菜 150 克，苦瓜 150 克，芝麻酱、盐、酱油、蒜、醋各适量。

做法： ①将芹菜去掉根和叶片，留叶柄，洗净后切段，用开水焯一下，凉凉备用；蒜捣成蒜蓉。②将苦瓜削皮去瓤，切成长条，用开水焯一下，用凉开水过一下，沥净水分，和芹菜拌在一起。③芝麻酱用凉开水调成稀糊，加入盐、酱油、醋、蒜蓉与芹菜调匀即可。

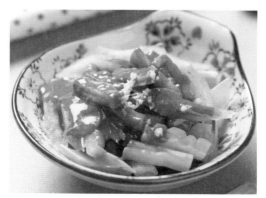

防治痛风功效：苦瓜中的苦瓜苷有类似胰岛素的作用，适合痛风合并糖尿病患者食用。

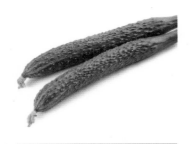

黄瓜

主要营养成分	水分	维生素C	钾
含量（每100克食物）	95.8克	9毫克	102毫克
与同类食物含量比较	高	低	低

宜吃

清除尿酸，帮助减肥

每日推荐食用量

100克

嘌呤含量（每100克）

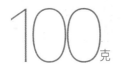

3.3毫克

热量（每100克）

65千焦

防治痛风关键点

黄瓜热量极低，含有维生素C和大量的水分，且热量和嘌呤含量都很低，有利于尿酸盐的溶解和排泄。而且黄瓜含有丙醇二酸，可有效抑制糖分转化为脂肪，既可以减肥，又能预防痛风合并高血压、冠心病、糖尿病，非常适合痛风合并症患者食用。

防治痛风吃法

用大蒜和醋调味做成的凉拌黄瓜，可以抑制糖分转变为脂肪，降低胆固醇，对痛风的并发症有一定食疗功效。

适宜人群

黄瓜能美容养颜，很适合爱美人士。而且黄瓜热量低，很适合血糖高者和肝病患者食用。

忌吃人群

黄瓜性凉，脾胃虚弱、腹痛腹泻、肺寒者要少食黄瓜，以免引起不适。

这样搭配更健康

黄花菜＋黄瓜 二者搭配，可补虚养血、利湿消肿。

Tips 苦味的黄瓜含有葫芦素，有一定毒性，不要吃。

黄瓜木耳汤

总嘌呤含量 < 30 毫克

原料：黄瓜 150 克，木耳 5 克，盐适量。

做法：①黄瓜洗净，切成小块；干木耳放水中泡发后去蒂，撕成小朵备用。②锅中倒油，木耳下锅爆炒，添水煮沸。③最后倒入黄瓜块，煮熟后加盐调味即可。

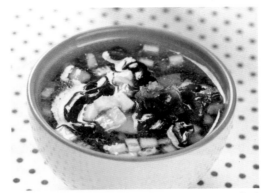

防治痛风功效：黄瓜有利尿的功效，木耳中的植物胶质有较强的吸附力，二者搭配可起到清肠排毒、降低血脂、利尿、排尿酸的作用。

麻酱素什锦

总嘌呤含量 < 35 毫克

原料：白萝卜、圆白菜、黄瓜、生菜、白菜各 50 克，芝麻酱、盐、酱油、醋、糖各适量。

做法：①将准备好的所有蔬菜择洗干净，均切成细丝，用凉开水浸泡，捞出沥干，放入大碗中。②取适量芝麻酱，加凉开水搅开，再加盐、酱油、醋、糖搅匀，最后淋在蔬菜上即可。

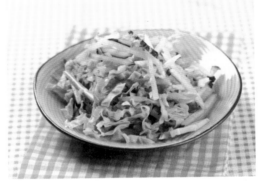

防治痛风功效：麻酱素什锦口感凉爽清脆，营养不增重。而且蔬菜生吃可最大限度保留营养成分，能增进食欲。蔬菜所含嘌呤都很低，很适合痛风患者食用。

黄瓜苹果饮

总嘌呤含量 < 30 毫克

原料：黄瓜 200 克，苹果 50 克。

做法：①苹果洗净，去皮，切成小块；黄瓜洗净，切成小丁备用。②将苹果块和黄瓜丁一起倒入榨汁机，倒入白开水，搅拌成汁即可。

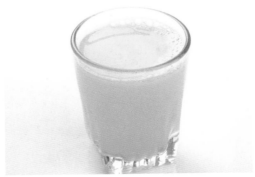

防治痛风功效：黄瓜具有利尿消肿的功效，能养阴清热，利咽明目，降低血尿酸。

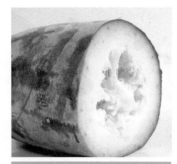

宜吃

利尿，减肥，减压

每日推荐食用量

200克

嘌呤含量（每100克）

2.8毫克

热量（每100克）

43千焦

冬瓜

主要营养成分	水分	维生素 C	膳食纤维
含量（每100克食物）	96.9 克	16 毫克	0.7 克
与同类食物含量比较	高	低	低

防治痛风关键点

冬瓜是高钾低钠的低嘌呤食物，含维生素C，能排出体内过多的水分，降低血脂，有促进尿酸排泄的作用，因此痛风患者应该经常食用。冬瓜含有的丙醇二酸除了可降血压外，还能抑制碳水化合物转化为脂肪，适合并发高血压、高脂血症、肥胖症的痛风患者食用。

防治痛风吃法

冬瓜适于熬汤、烧、扒，带皮煮汤清热利尿效果更好。冬瓜和薏米搭配煮汤，消肿利尿，排出尿酸、降血脂的效果更佳，尤其适合肥胖型痛风患者。

适宜人群

夏天闷热不舒服时可食冬瓜。热病口干烦渴，小便不利者也适合吃冬瓜。冬瓜可调节人体代谢平衡，对肾炎水肿、孕妇水肿、营养不良性水肿均有较好的辅助疗效。

忌吃人群

冬瓜性寒凉，脾胃虚寒易泻者要慎食，久病体虚与阳虚肢冷者忌食。

这样搭配更健康
白菜 + 冬瓜 冬瓜与白菜一起吃，不但能提供丰富的营养，还可清热解毒、减肥润燥。

Tips 冬瓜纤维较软，也适用于幼儿和咀嚼功能不好的人。

冬瓜小丸子

总嘌呤含量 < 110 毫克

原料：冬瓜 100 克，猪肉末 80 克，葱、盐、淀粉各适量。

做法：①冬瓜洗净，去皮、瓤，切片；葱切成葱花。②猪肉末加葱花、盐、淀粉搅匀。③锅中加适量水，煮开后，用勺子将肉馅做成丸子放入水中。④加入冬瓜煮至食材全熟，最后加盐调味即可。

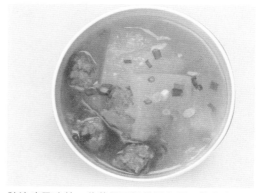

防治痛风功效：此菜品可提供蛋白质、维生素 A、B 族维生素及多种矿物质。痛风患者缓解期可适量食用，痛风急性发作期应减少食肉或者不食肉。

胭脂冬瓜球

总嘌呤含量 < 25 毫克

原料：冬瓜 300 克，紫甘蓝 150 克，白醋、白糖各适量。

做法：①紫甘蓝洗净，放入榨汁机中，加适量水榨汁，过滤后，放入锅中煮几分钟，然后放入碗中，倒入白醋。②冬瓜洗净，对半切开，用挖球器挖出冬瓜球，将冬瓜球放入开水中焯 3 分钟，放入紫甘蓝汁中浸泡。③放冰箱冷藏半小时以上，加白糖即可食用。

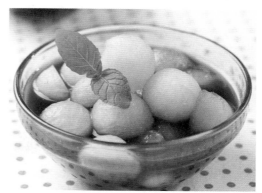

防治痛风功效：这道胭脂冬瓜球酸甜爽口，冬瓜富含维生素，热量很低，几乎不含脂肪，多吃不怕长胖，而且冬瓜利尿，能有效缓解痛风患者的水肿症状。

冬瓜粥

总嘌呤含量 < 15 毫克

原料：冬瓜 100 克，大米 50 克。

做法：①将冬瓜洗净切成小块，大米淘洗干净。②将冬瓜块与大米一同入锅，加适量水，用大火烧开后转用小火熬煮成稀粥即可。

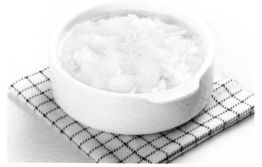

防治痛风功效：冬瓜粥利尿消肿，减肥降脂，痛风患者食用不用担心体重飙升，还能缓解水肿疼痛症状。

冬瓜鲤鱼汤

总嘌呤含量 < 200 毫克

原料： 鲤鱼 100 克，冬瓜 200 克，盐、姜各适量。

做法： ①鲤鱼剖洗干净，在肉厚处划几刀；冬瓜去皮洗净，切成片；姜切片。②油锅烧热将鲤鱼两面煎至焦黄。③锅中加冬瓜片、姜片和水，烧 8~10 分钟至熟，加盐调味即可。

Tips

将鲤鱼脊上的两条白筋抽出，能去腥味。

防治痛风功效

这道汤具有利水消肿、清热解毒的功效，适合体虚气虚、水肿患者食用，但鲤鱼嘌呤含量较高，痛风患者应限量食用。

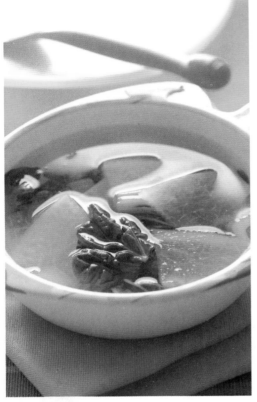

小白菜冬瓜汤

总嘌呤含量 < 30 毫克

原料： 小白菜 200 克，冬瓜 50 克，盐适量。

做法： ①小白菜洗净，去根，切段；冬瓜去皮，切块。②锅中倒水，加入小白菜段、冬瓜块，小火炖煮 10 分钟，加盐调味即可。

防治痛风功效

本道汤品富含维生素，健脾补钙、消肿利尿，能降血压、降血脂，还能美容养颜，小白菜和冬瓜的热量和嘌呤含量都很低，是痛风患者的饮食佳品。

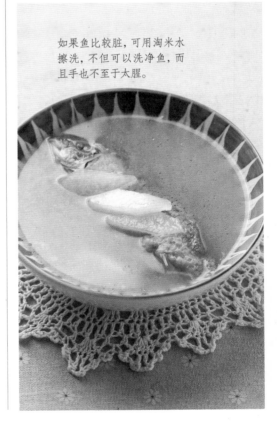

如果鱼比较脏，可用淘米水擦洗，不但可以洗净鱼，而且手也不至于太腥。

冬瓜薏米粥

总嘌呤含量 < 20 毫克

原料：冬瓜 200 克，薏米 50 克，大米 50 克。

做法：①冬瓜洗净，刮去表皮，去籽，切成小丁。②将薏米和大米一起淘洗干净放入锅中，倒入适量清水，放入冬瓜，熬煮至黏稠即可。

Tips

宜挑选表面挂一层白霜的冬瓜。

防治痛风功效

冬瓜薏米粥有降压降脂、清热利尿的功效，适合高血压或高脂血症患者食用，可降低患痛风病的风险。

冬瓜是一种解热利尿比较理想的日常食物，连皮一起煮汤，效果更明显。

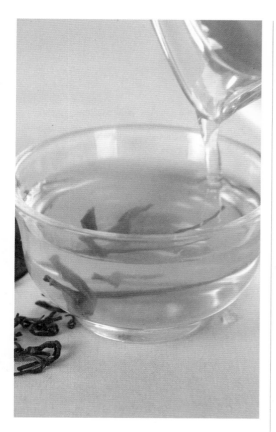

瓜皮绿茶

总嘌呤含量 < 10 毫克

原料：冬瓜皮、西瓜皮各 50 克，绿茶 5 克，冰糖适量。

做法：①冬瓜皮、西瓜皮水煎取汁。②再将冬瓜片、西瓜皮汁煮沸，冲入盛有绿茶、冰糖的杯中，加盖闷 15 分钟即可。

防治痛风功效

本品有清热解毒、利尿消肿、去脂降压之效。痛风患者多并发高脂血症，饮此茶能降血脂。

还能这样做：

西瓜皮、冬瓜皮与天花粉水煎成汤，可用于痛风合并的阴虚热盛型糖尿病的治疗。

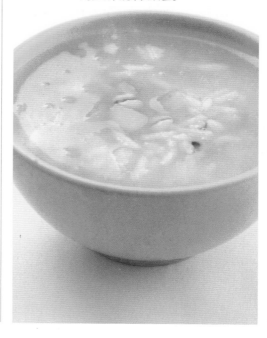

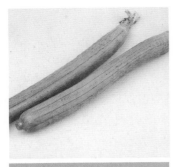

丝瓜

主要营养成分	碳水化合物	膳食纤维	钾
含量（每100克食物）	4 克	0.6 克	121 毫克
与同类食物含量比较	低	低	中

宜吃

通经活络，减少尿酸盐结晶沉积

每 日 推 荐 食 用 量

50克

嘌呤含量（每100克）

11.4毫克

热量（每100克）

82千焦

防治痛风关键点

丝瓜嘌呤含量低，不会增加血尿酸。另外，丝瓜所含的皂苷、膳食纤维可将肠道内多余脂肪随粪便排出体外，减少体内血脂，维护心脑血管正常功能，适合并发肥胖症、高脂血症的痛风患者。

防治痛风吃法

丝瓜不宜生吃，可烹食、煎汤服用。丝瓜可搭配鸡蛋一同烹炒，使其营养功效发挥到最佳。丝瓜宜现切现做，防止其氧化变色。

适宜人群

丝瓜的黏液、皂苷有利于排便，适于便秘者。丝瓜通经络、行血脉，也适于月经不调者。

忌吃人群

丝瓜性寒滑，性功能减退、脾胃虚寒、易腹泻者不宜过多食用。

这样搭配更健康

菊花＋丝瓜 同食有清热解毒的功效，还可洁肤养颜。

Tips 丝瓜鲜食以嫩的为好，入药则宜选老的。

蒜蓉丝瓜蒸粉丝

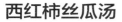

原料： 丝瓜 300 克，粉丝 100 克，蒜、香油、盐、醋各适量。

做法： ①将丝瓜洗净，去瓤，切成段，再将丝瓜段放在盘中大火蒸 8 分钟；蒜捣成蒜蓉；粉丝用温水泡软。②炒锅中加入植物油，蒜蓉下锅爆香，出锅前滴上香油，撒上盐。③将泡好的粉丝盘在丝瓜盘中，再蒸 5 分钟后，将蒜蓉浇在粉丝上，加醋继续蒸 1 分钟，出锅即可。

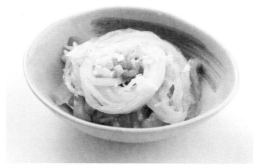

防治痛风功效：本道菜品能化痰顺气，治痰热咳嗽，还有消肿利尿、保湿活血、通经活络的功效，适宜痛风伴有糖尿病患者食用。

西红柿丝瓜汤

总嘌呤含量 < 25 毫克

原料： 西红柿 100 克，丝瓜 150 克，盐、蒜各适量。

做法： ①西红柿洗净，切块；丝瓜去皮，洗净，切片；蒜切末。②锅中倒植物油烧热，放入蒜末爆香，放入丝瓜片翻炒至软，放入西红柿炒至出汁。③倒入两大碗水，调入盐，煮开后，盛出即可。

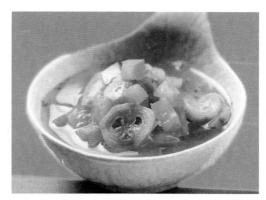

防治痛风功效：丝瓜和西红柿同食可以起到通经活络、清热止血、利尿消肿的作用，非常适合痛风患者食用。

鸡蛋丝瓜汤

总嘌呤含量 < 35 毫克

原料： 鸡蛋 2 个，丝瓜 200 克，盐适量。

做法： ①丝瓜洗净，去皮，切成片状。②鸡蛋加盐打散，锅中放适量植物油，烧至六成热，放入鸡蛋，炒熟，盛出。③锅内加入适量清水，水开后，放入丝瓜，煮至丝瓜软熟，之后放入炒熟的鸡蛋，加盐调味即可。

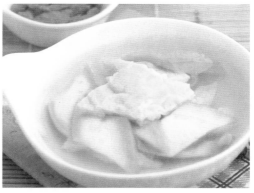

防治痛风功效：丝瓜与鸡蛋同食有利于痛风患者急性发作后恢复体能，缓解疼痛过后带来的乏力感。

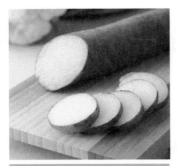

山药

主要营养成分	碳水化合物	镁	钾
含量（每100克食物）	12.4 克	20 毫克	213 毫克
与同类食物含量比较	中	中	中

防治痛风关键点

山药是嘌呤含量低、钾元素含量丰富的食物，能够增强体质，减少尿酸生成，缓解痛风症状。而且它含有丰富的淀粉、胆碱、黏液质等成分，能预防心血管系统的脂肪沉积，预防血管粥样硬化过早发生，减少皮下脂肪沉积，适合并发肥胖症和心血管疾病的痛风患者。

防治痛风吃法

山药可蒸、炸、炒、炖，做成泥、山药粉和小点心。要减肥、降血糖的人可将山药代替部分主食来食用。生山药里有一定的毒素，不可生食。

适宜人群

山药能强健机体，滋肾益精，适合肾亏遗精、白带多、小便频数等患者。山药有降血糖的作用，适宜高血压、糖尿病等患者食用。

忌吃人群

山药有收敛作用，所以患感冒、大便燥结者及肠胃积滞者忌食。

这样搭配更健康

苦瓜 + 山药　苦瓜和山药均有减肥、降血糖的功效，一起服用可增强减肥的效果。

Tips　烹饪山药时最好不用铜器或铁器，以免变黑。

宜吃

低嘌呤，
强健机体

每日推荐食用量

60克

嘌呤含量（每 100 克）

3.6毫克

热量（每 100 克）

240千焦

山药莲子粥

总嘌呤含量 < 35 毫克

原料： 山药、大米各50克，莲子30克，薏米40克，白糖适量。

做法： ①山药洗净后，去皮，切碎；莲子去心后洗净；薏米、大米洗净备用。②以上所有食材加水煮烂成粥，可加适量白糖调味。

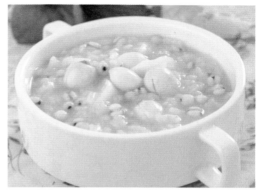

防治痛风功效：山药莲子粥能养心安神、健脑益智、消除疲劳，经常食用能补虚补气，强壮骨骼，滋补元气。

紫薯山药饼

总嘌呤含量 < 10 毫克

原料： 紫薯、山药各100克，炼乳适量。

做法： ①将紫薯、山药分别洗净，去皮，蒸熟后压成泥。②将炼乳混入适量蒸紫薯的水稀释，然后和紫薯山药泥一起混合均匀。③最后用模具定形即可。

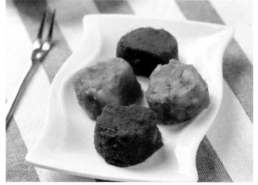

防治痛风功效：山药和紫薯均富含膳食纤维，食用后能增加饱腹感，能清肠排毒，有利于控制体重，而且它们都有排水利尿的作用，可改善身体水肿的症状。

红薯山药小米粥

总嘌呤含量 < 15 毫克

原料： 红薯、山药各100克，小米50克。

做法： ① 红薯、山药分别去皮，洗净，切小块；小米洗净，浸泡片刻。②清水开锅后把小米、红薯块和山药块入锅一起煮至熟烂即可。

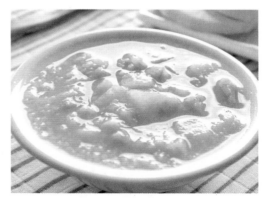

防治痛风功效：山药能健脾益胃、助消化，红薯热量低，小米富含钾，能调节尿酸代谢，适合痛风患者食用。

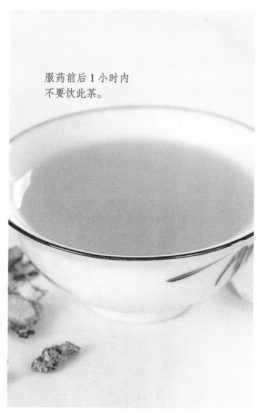

服药前后1小时内
不要饮此茶。

黄连山药茶

总嘌呤含量 < 5 毫克

原料： 山药 30 克，黄连 3 克。

做法： ①将山药、黄连分别用清水略微冲洗，再一同捣碎放保温瓶中。②在保温瓶中冲入适量沸水，盖上盖闷 20 分钟即可。

防治痛风功效

可每日当茶饮喝，此茶补中益气，清热去火，平稳血压，用于阴虚热盛型痛风患者。

还能这样做：

黄连山药茶味苦，可适量加蜂蜜调味。

山药南瓜蒸红枣

总嘌呤含量 < 30 毫克

原料： 山药、南瓜各 300 克，红枣 100 克，红糖适量。

做法： ①山药去皮，洗净，切成小块；南瓜去皮、瓤，切成小块；红枣洗净，去除核。②山药块、南瓜块、红枣及红糖一同放入蒸锅中，蒸半个小时取出即可。

Tips

须毛较多的山药，其营养价值更高。

防治痛风功效

本菜品口味清香，温中补气、健脾养颜、有助于消化，适合痛风患者食用。不建议多吃。

山药皮中所含的皂角素会令少数人过敏而发痒，处理山药时应避免直接接触。

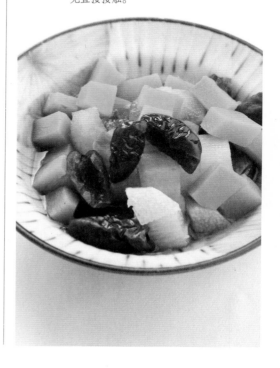

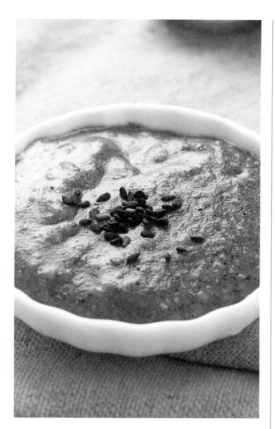

山药黑芝麻糊

总嘌呤含量 < 35 毫克

原料：山药 60 克，黑芝麻 50 克，牛奶 250 毫升。

做法：①黑芝麻洗净，小火炒香，研成细粉。②山药烘干，打成细粉。③锅内加水烧沸后，将黑芝麻粉、山药粉和牛奶放入，小火煮开，不断搅拌至成糊，撒上炒熟的黑芝麻即可。

Tips

芝麻碾碎后其营养才能充分释放。

防治痛风功效

山药黑芝麻糊能滋补肝肾、补虚补血、补中益气、强身健体，也能润肠通便，瘦身减肥。

葡萄汁浸山药

总嘌呤含量 < 20 毫克

原料：葡萄、山药各 200 克，白糖、蜂蜜各适量。

做法：①葡萄洗净后放榨汁机中，榨成葡萄汁；山药洗净，去皮，在开水里烫一下捞出，切成片装盘，放入蒸锅用中火蒸 10 分钟后取出放凉。②将葡萄汁倒入放凉的山药里，加入白糖、蜂蜜调匀，放入冰箱里冷藏 1 小时即可。

Tips

葡萄榨汁后用滤网过滤一下，口味更佳。

防治痛风功效

山药与葡萄都有降血压效果，两者搭配是痛风合并高血压患者的好选择。

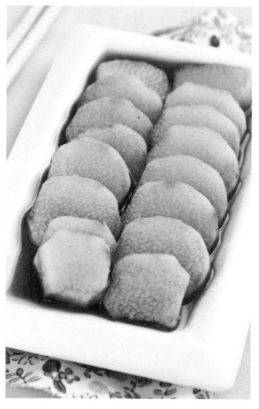

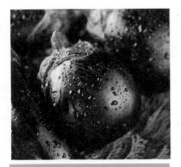

茄子

主要营养成分	碳水化合物	膳食纤维	钾
含量（每100克食物） 与同类食物含量比较	5.3 克 低	1.3 克 中	142 毫克 低

宜吃

消肿利尿，降胆固醇

每日推荐食用量

50克

嘌呤含量（每100克）

14.3毫克

热量（每100克）

95千焦

防治痛风关键点

茄子嘌呤含量较低，低糖低热量，而且有一定的消肿利尿作用，痛风患者经常食用有助于减缓症状。茄子中的水苏碱、葫芦巴碱、胆碱等物质，可以降低血液中的胆固醇水平，对预防冠心病等有很好的作用，因此，茄子对并发冠心病的痛风患者尤为适宜。

防治痛风吃法

茄子可蒸、炸、炒、炖。制作茄子时尽量不要削去紫皮，因为茄子的紫皮中含有丰富的维生素 P 和维生素 E。

适宜人群

易生疮长痱子的人，可多食用茄子。另外，茄子能降低胆固醇，适合高血压、冠心病、动脉粥样硬化患者。

忌吃人群

茄子性寒，胃寒、慢性腹泻者不宜多食。另外，秋后的老茄子不可多吃，因为其中含有较多茄碱，多吃容易引起不适。

这样搭配更健康

辣椒＋茄子 同食可起到很好的降压、美白的功效。

Tips 茄子切开后，若放在盐水中浸泡一会儿能避免其发黑。

西红柿烧茄子

总嘌呤含量 < 60 毫克

原料： 茄子 300 克，西红柿 150 克，青椒 50 克，蚝油、葱、姜、盐、生抽、白糖各适量。

做法： ①茄子洗净，切块，浸泡 10 分钟，沥干；西红柿去皮，切块；青椒洗净，切块；葱切成葱花；姜切成细丝。②将茄子过油并用吸油纸将油吸净。③锅中倒油，下葱花、姜丝略炒，倒入西红柿和青椒，放生抽、白糖，炒至糊状。④倒入茄子翻炒，加蚝油、盐调味即可。

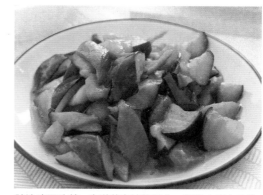

防治痛风功效：本道菜有清热活血、消肿止痛之功效，还可稳定血液中血糖、胆固醇的水平，适合痛风合并高脂血症患者食用。

菊花蒸茄子

总嘌呤含量 < 60 毫克

原料： 紫茄子 2 个，菊花 10 克，香油、盐各适量。

做法： ①将紫茄子洗净后，去蒂，用刀向左倾斜 45 度，间隔 5 毫米左右开始切，底部不要切断。②将菊花洗净放入锅中，加适量水煮至沸腾，去渣后取菊花汤汁，与紫茄子一起放入碗中隔水蒸熟。③最后用香油、盐拌匀成调味汁淋在茄子上即可。

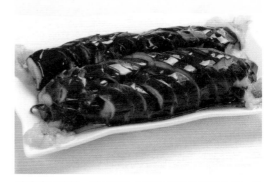

防治痛风功效：茄子皮中含有丰富的 B 族维生素，维生素 C 的代谢需要 B 族维生素的支持，痛风患者应带皮吃，这样有助于防止体内尿酸升高。

凉拌蒜蓉茄子

总嘌呤含量 < 30 毫克

原料： 茄子 200 克，盐、酱油、蒜、白糖、香油各适量。

做法： ①茄子洗净后，装入盘中蒸 15~20 分钟取出，凉凉后，撕成长条；蒜捣成蒜蓉备用。②酱油加盐、白糖搅拌后淋在茄子条上，再撒上蒜蓉。③少许植物油烧热，浇在茄子上，淋少许香油即可。

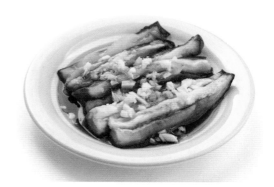

防治痛风功效：茄子能止痛活血，清热利尿，其含有的芦丁能使毛细血管更强健，可保护痛风患者的心血管。

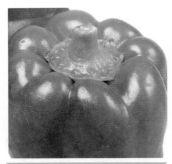

宜吃

开胃消食，降低血尿酸水平

每日推荐食用量

50 克

嘌呤含量（每 100 克）

8.7 毫克

热量（每 100 克）

91 千焦

青椒

主要营养成分	维生素 C	膳食纤维	钾
含量（每100克食物）	59 毫克	1.4 克	154 毫克
与同类食物含量比较	高	中	低

防治痛风关键点

青椒是低嘌呤食物，具有温中、散寒、开胃、消食的功效。青椒含有的辣椒素能促进脂肪新陈代谢，防止体内脂肪沉积，有助于减肥，适合痛风合并肥胖症的患者食用。另外，青椒丰富的维生素 C，能减少体内细胞的受损，促进嘌呤的代谢，从而使血中尿酸盐含量降低。

防治痛风吃法

青椒适用于炒、拌、焓，因其富含维生素 C，适宜大火快炒，加热时间过长会导致维生素 C 损失过多。

适宜人群

青椒所含的硒能降低血糖和尿糖，可以改善糖尿病患者的症状。

忌吃人群

眼疾患者、食管炎、胃肠炎、胃溃疡、痔疮患者应少食或忌食青椒。阴虚火旺者应慎食。

这样搭配更健康

土豆 + 青椒　二者同吃可营养互补，还有美白的功效。

Tips ▏切过辣椒后可以用醋涂抹双手，能有效地缓解手辣感。

青椒炒肉

总嘌呤含量 < 80 毫克

原料： 青椒 100 克，猪瘦肉 50 克，葱、姜、蒜、盐、生抽、淀粉各适量。

做法： ①青椒洗净，掰小块；葱、姜切丝；蒜切片。②猪瘦肉洗净，切片，加淀粉和生抽搅匀，腌制 10 分钟。③锅中倒油烧热，放入肉片，炒至发白，倒入葱丝、姜丝和蒜片炒香，放入青椒，加入生抽和盐，炒至青椒变软即可。

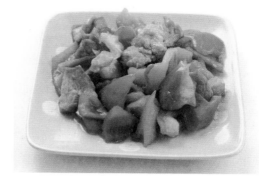

防治痛风功效：青椒富含多种营养素，并含有膳食纤维，可均衡营养，有益于痛风合并糖尿病患者，但因猪瘦肉嘌呤含量比较高，痛风急性发作期忌食。

彩椒鸡丝

总嘌呤含量 < 80 毫克

原料： 鸡胸肉、青椒、红椒各 50 克，葱、姜、盐、水淀粉各适量。

做法： ①将鸡胸肉、青椒、红椒、葱、姜分别切丝；用盐、水淀粉调成芡汁。②鸡胸肉切丝，加盐，并用水淀粉抓匀上浆。③油锅烧至三成热时下鸡胸肉丝，炒熟后盛出。④锅内留底油，放入葱丝、姜丝炒香，再放入青、红椒丝和鸡胸肉丝煸炒，加入芡汁炒匀即可。

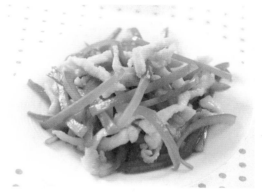

防治痛风功效：鸡胸肉能提供蛋白质，增强身体抵抗力，青椒和红椒中富含维生素 C，可以帮助降低痛风患者体内的尿酸含量，很适合痛风缓解期患者食用。

青椒炒鸭血

总嘌呤含量 < 30 毫克

原料： 鸭血 200 克，青椒 50 克，蒜、花椒、酱油、盐各适量。

做法： ①将鸭血切小块；青椒切小块；蒜切片。②锅中放入花椒和水，大火烧开，放鸭血氽 3 分钟去腥，捞出，拣去花椒。③油锅中放入青椒、蒜炒香，倒入鸭血，翻炒 2 分钟。④最后，加入适量酱油、盐，翻炒几下即可。

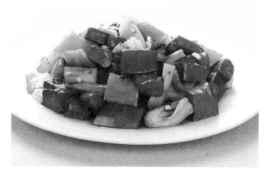

防治痛风功效：鸭血有清除体内垃圾的功效。青椒与鸭血的嘌呤含量都不高，痛风缓解期患者可以食用。

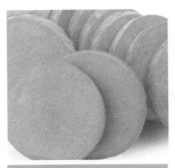

胡萝卜

主要营养成分	胡萝卜素	膳食纤维	钾
含量（每 100 克食物） 与同类食物含量比较	4107 微克 高	1.1 克 中	119 毫克 中

宜吃

活血养血，排尿酸

每日推荐食用量

50克

嘌呤含量（每 100 克）

8.9毫克

热量（每 100 克）

133千焦

防治痛风关键点

胡萝卜中含丰富的胡萝卜素，不仅可以预防夜盲症，也能防止细胞破损，减少嘌呤释放。胡萝卜所含的槲皮素、山奈酚，能降血压，并发冠心病、高血压、高脂血症的痛风患者宜经常食用。

防治痛风吃法

胡萝卜和苦瓜一起榨汁，能提高机体免疫力，防治多种痛风合并症。

适宜人群

胡萝卜中含有大量的胡萝卜素，可以清除体内的毒素，保护胰岛细胞免受自由基的侵害，还能保护心血管，很适合糖尿病患者及慢性心血管疾病患者。

忌吃人群

有人认为，吃大量胡萝卜会引起闭经和抑制卵巢的正常排卵功能。虽然未经证实，但保险起见，欲怀孕的妇女不要一次大量食用胡萝卜。

这样搭配更健康

菊花+胡萝卜 二者同吃可滋肝、养血、防止眼花。

Tips 炒胡萝卜时不要加醋，以免醋酸破坏其中的胡萝卜素。

胡萝卜鸡蛋饼

总嘌呤含量< 50 毫克

原料：胡萝卜 300 克，鸡蛋 2 个，面粉 200 克，盐适量。

做法：①胡萝卜洗净，切成丝。②鸡蛋、胡萝卜丝以及适量盐、水放进面粉里，充分搅拌。③煎锅刷一层油，舀一勺面糊在煎锅里，熟透即可。

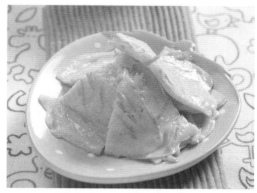

防治痛风功效：这道主食营养丰富，还有助于消化，可以增强人体免疫功能，还可调节血脂，增加冠状动脉血流量，很适合痛风患者作为早餐食用。

胡萝卜粥

总嘌呤含量< 25 毫克

原料：胡萝卜 150 克，大米 50 克，香油适量。

做法：①将胡萝卜洗净，切成丁，大米淘洗干净。②将胡萝卜丁和大米一同入锅，加水适量，用大火烧开，再改用小火熬煮成粥，淋上香油即可。

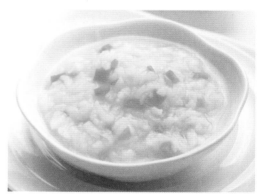

防治痛风功效：此粥健脾和胃，下气化滞，明目降压，降低血尿酸。并发冠心病、高血压病、高脂血症的痛风患者更宜经常食用。

苦瓜胡萝卜汁

总嘌呤含量< 20 毫克

原料：胡萝卜、苦瓜各 100 克，柠檬、蜂蜜适量。

做法：①胡萝卜洗净，去皮，切成小块；苦瓜洗净，切成小块。②把胡萝卜块和苦瓜块一同放入榨汁机里榨汁取出。③调入适量蜂蜜，挤上柠檬汁，再添加适量的白开水搅拌均匀即可。

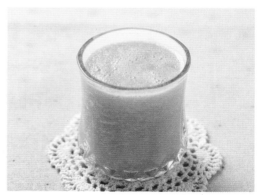

防治痛风功效：苦瓜和胡萝卜有控糖功能的成分，能起到降压、控糖、降脂的作用，可预防痛风合并症。

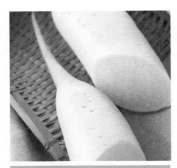

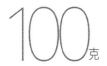

宜吃

低嘌呤，
利水又利尿

每日推荐食用量

100克

嘌呤含量（每 100 克）

7.5毫克

热量（每 100 克）

67千焦

白萝卜

主要营养成分	胡萝卜素	维生素 C	钾
含量（每 100 克食物）与同类食物含量比较	20 微克 低	19 毫克 中	167 毫克 中

防治痛风关键点

白萝卜含有大量的水分，可改善排尿不畅，对尿酸盐的排泄很有益处。白萝卜中的芥子油可促进胃肠蠕动，有助于胆固醇和脂肪随体内废物排出，是想减肥的痛风患者理想的食材。白萝卜富含膳食纤维，可调节餐后血糖，防止便秘，适合痛风合并糖尿病患者食用。

防治痛风吃法

白萝卜可生食、调成凉菜，也可炒食或煲汤。服用人参、西洋参、地黄时不可吃萝卜，会有损药效。

适宜人群

白萝卜有消食、降气之功效，对气管炎和咳嗽的人有疗效。白萝卜能通便、抗菌、降胆固醇、防胆结石形成，对高血压和冠心病的人有益处。

忌吃人群

白萝卜性寒凉，体质偏寒者、脾胃虚寒者、气虚哮喘者不宜多食。

这样搭配更健康

空心菜＋白萝卜 榨汁喝可辅助治疗肺热出血或鼻出血。

Tips 白萝卜中含有丰富的消化酶，不耐加热，所以白萝卜生吃也是一种不错的方法。

芹菜白萝卜汤

总嘌呤含量 < 25 毫克

原料：芹菜 20 克，白萝卜 200 克，鸡蛋 2 个，盐适量。

做法：①芹菜、白萝卜分别洗净；芹菜切段，白萝卜去皮，切片。②芹菜、白萝卜放入汤锅同煮，约 1 小时，鸡蛋打散，入锅中大火煮一下。③加入少许盐调味即可。

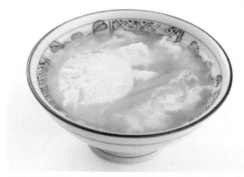

防治痛风功效：这道汤止咳治咽炎，消肿利尿，有助于胃肠蠕动，排出体内毒素，增强身体免疫力，很适合痛风合并肥胖症患者食用。

萝卜炖鹅肉

总嘌呤含量 < 420 毫克

原料：鹅肉 250 克，白萝卜 100 克，姜、葱、料酒、盐各适量。

做法：①鹅肉切成块，在开水中余过洗净捞出；姜切片；葱切段。②白萝卜切块，与鹅块一同放入砂锅，加姜片、葱段、料酒，盖上锅盖。③先用大火烧开，再用小火慢炖，直至肉烂为止，最后加入盐即可。

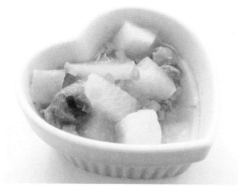

防治痛风功效：此汤品减肥利湿、利肺止咳，适合慢性支气管炎和肺气肿患者食用，有利于痛风患者减轻体重，强健身体，痛风缓解期可适量食用。

炝拌白萝卜丝

总嘌呤含量 < 20 毫克

原料：白萝卜 200 克，蒜、白糖、生抽、醋、辣椒粉、香油、盐各适量。

做法：①白萝卜洗净，去皮，切成细丝；蒜切末。②白萝卜丝中放入适量盐腌制，约 10 分钟后将白萝卜丝攥干。③加入白糖拌匀，再腌制约 10 分钟，再攥干。④白萝卜丝加入生抽、醋、蒜末、辣椒粉，锅中放油烧热，浇在辣椒粉、蒜末上，加入适量香油拌匀即可。

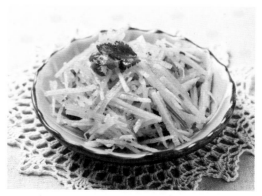

防治痛风功效：白萝卜中含有钾、镁和维生素 C，且嘌呤成分很少，是痛风患者的良好选择。

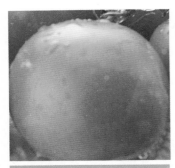

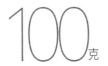

西红柿

主要营养成分	碳水化合物	维生素C	钾
含量（每100克食物）	3.3 克	14 毫克	179 毫克
与同类食物含量比较	低	中	中

美容防癌，减少尿酸生成

每日推荐食用量

100克

嘌呤含量（每100克）

4.3毫克

热量（每100克）

62千焦

防治痛风关键点

西红柿富含维生素C，可软化血管，防止动脉硬化。西红柿钾含量丰富，能减少嘌呤代谢产物尿酸的生成。其含有的番茄红素，可清除体内自由基，减少细胞受损而释放出游离的嘌呤，也能起到预防心血管疾病及防癌抗癌的功效。

防治痛风吃法

西红柿可生吃，也可炒菜、做汤。西红柿中的番茄红素遇热能被人体更好吸收。不过，若要治牙龈出血，可生食，连吃半个月，但空腹不要大量吃西红柿，易导致胃部胀痛。

适宜人群

西红柿老少咸宜，吃法多样，也有美容防衰老的功效。

忌吃人群

西红柿性微寒，脾胃虚寒的人不宜多吃。痛经期间、急性肠炎、菌痢及溃疡活动期患者不宜食用。

这样搭配更健康
芹菜＋西红柿 二者搭配可健胃消食、降压减肥。

Tips 西红柿顶部划十字刀，用火烤或者用开水烫，就能轻松剥掉皮。

西红柿炒馒头

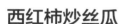

原料：馒头 1 个，干木耳 5 克，西红柿 100 克，鸡蛋 1 个，盐、葱各适量。

做法：①馒头切小块；干木耳泡发，洗净，撕小块；西红柿洗净，切小块；鸡蛋打散；葱切末。②锅加热，刷油，将馒头块用小火烘至外皮微黄酥脆，盛出。③放入木耳块翻炒，倒入打散的鸡蛋液，再加西红柿块和少许水，加盐和馒头块翻炒均匀，撒上葱末即可。

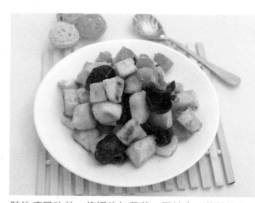

防治痛风功效：将馒头与蔬菜一同炒食，营养健康，还能避免摄入过多热量。因为所用食材的嘌呤含量都比较低，可作为痛风患者的主食。

西红柿炒丝瓜

总嘌呤含量 < 30 毫克

原料：西红柿 100 克，丝瓜 150 克，干木耳 5 克，葱、盐各适量。

做法：①西红柿洗净，去蒂，切成月牙状；丝瓜削皮，切块；干木耳泡发洗净，撕小朵；葱切成葱花。②在炒锅中倒入植物油，烧至七成热，入葱花炒香，倒入西红柿、丝瓜和木耳，炒熟。③出锅前，加入适量盐调味即可。

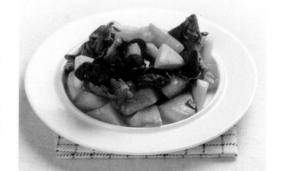

防治痛风功效：此菜品富含膳食纤维、维生素，能减少尿酸的生成，并有助于尿酸的排泄，降低胆固醇，适合痛风合并心脑血管疾病患者食用。

莲子西红柿汤

总嘌呤含量 < 70 毫克

原料：去心莲子 50 克，桃子 2 个，西红柿酱 50 克。

做法：①去心莲子提前浸泡一夜；桃子洗净去核，切成小块。②将莲子、西红柿酱放入清水中小火煲 30 分钟，加入桃子块煮沸后，转小火再煲 10 分钟即可。

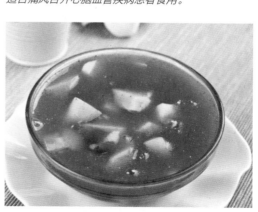

防治痛风功效：常喝此道汤品能除烦热、清心火、养心安神，还有利于尿酸的排出，适合痛风患者食用。

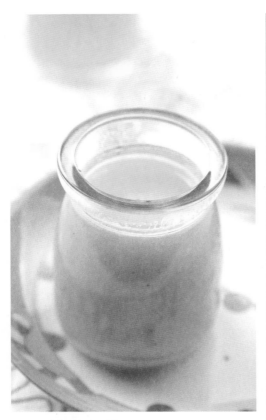

西红柿苹果饮

总嘌呤含量 < 20 毫克

原料: 西红柿、苹果各 200 克,蜂蜜适量。

做法: ①西红柿洗净后,顶部划十字刀,放入开水中烫几分钟,去皮,去蒂,切成小块;苹果洗净,去核,切成小块。②将西红柿块和苹果块放入榨汁机一同榨汁,最后加入适量蜂蜜调味即可。

还能这样做:
西红柿皮中含有膳食纤维及多酚,可以连皮一起榨汁。

防治痛风功效
富含维生素 C 的西红柿与苹果榨汁饮用,可调理肠胃、预防贫血,也可缓解痛风症状,增进体力。

西红柿汁烩通心粉

总嘌呤含量 < 100 毫克

原料: 通心粉 150 克,猪瘦肉 50 克,西红柿 100 克,蒜、西红柿酱、胡椒粉、白糖、酱油、盐各适量。

做法: ①猪瘦肉剁成末;西红柿去皮,切小块;蒜切成蒜末。②油锅烧热,放蒜末、肉末翻炒,再入西红柿块,下通心粉翻炒均匀,加水大火煮,开后改小火焖熟,淋上西红柿酱、酱油、胡椒粉、白糖和盐炒匀即可。

防治痛风功效
本道菜富含蛋白质、维生素,且嘌呤含量低,还能降低体内的胆固醇含量,适合想要减肥或有高血压并发症的痛风患者。

通心粉淀粉含量高,痛风合并糖尿病患者不要过食。

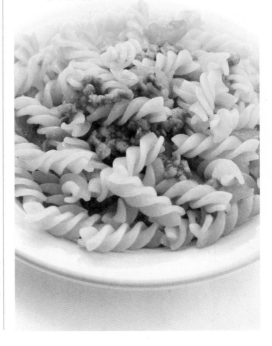

奶油和牛奶成分大致相同，但奶油的脂肪含量比牛奶高很多。

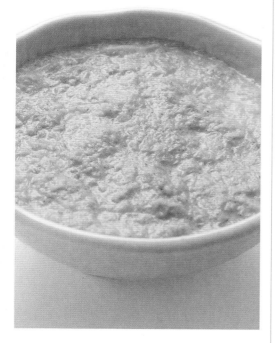

西红柿奶油汤

总嘌呤含量＜20毫克

原料： 西红柿200克，淡奶油60毫升，洋葱10克，蒜、盐、白糖、黑胡椒碎各适量。

做法： ①西红柿切块；蒜切片；洋葱切丝。②油锅入洋葱丝、蒜片炒香，加西红柿翻炒至软烂后加水煮10分钟。③稍放凉后打碎倒回锅中，加盐、白糖、黑胡椒碎、淡奶油搅拌均匀。

Tips

奶油选择脱脂的或者低脂的更好。

防治痛风功效 奶油嘌呤含量低，但热量极高，肥胖、胆固醇高的痛风患者应少食或不食。

西红柿梨羹

总嘌呤含量＜25毫克

原料： 梨500克，西红柿150克，白糖适量。

做法： ①梨洗净，去皮，去核；西红柿洗净，去蒂，去皮。②将梨和西红柿切成小碎丁，放入高压锅里煮15分钟。③放凉后，加白糖调味即可。

防治痛风功效 此款汤品清热润肺，去热解暑，有助于体内尿酸的排泄，而且能降血压、降血脂，适合痛风合并高血压患者。

梨含果酸多，不宜与碱性药同用，如氨茶碱、小苏打等。

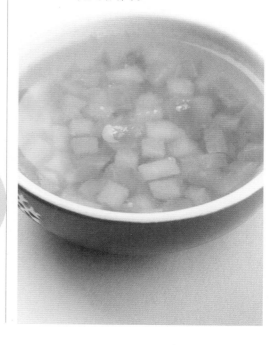

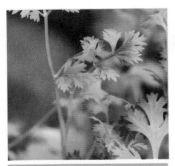

宜吃

促进尿酸盐溶解

每 日 推 荐 食 用 量

5克

嘌呤含量（每 100 克）

20毫克

热量（每 100 克）

139千焦

香菜

主要营养成分	膳食纤维	维生素 C	胡萝卜素
含量（每100克食物）	1.2 克	48 毫克	1160 微克
与同类食物含量比较	中	高	高

防治痛风关键点

香菜的维生素 C 和胡萝卜素的含量很高，能清除体内多余的自由基，减少游离的嘌呤量。香菜的钾元素含量也高，能平衡体内的电解质，促进尿酸盐的溶解。所以，香菜是非常适合痛风患者食用的。

防治痛风吃法

香菜常做配菜，以增加菜品香味；亦可作凉菜、面和汤的调料。

适宜人群

香菜香气独特，食用后可促进肠胃蠕动，提高消化功能，令食欲增加，对胃口不好、食欲不振的人非常好。香菜属于辛香菜，能促进血液循环，解表发汗，适合脾胃虚寒的人食用。

忌吃人群

对香菜的味道不耐受者。

这样搭配更健康
豆皮 + 香菜　二者同吃可健脾胃、驱风寒。

Tips｜香菜适合凉拌、做汤、清蒸等各种烹调方法调味用。

胡萝卜香菜丸子

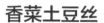

原料： 胡萝卜200克，香菜25克，鸡蛋2个，葱、面粉、十三香、盐各适量。

做法： ①胡萝卜、香菜、葱洗净，切碎；鸡蛋磕在碗中，加入适量的盐和十三香，再倒入适量的面粉，搅拌直至抱成团状即可。②取面团用手捏成一个个丸子的形状，然后将丸子入油锅煎炸，直至全部变为焦黄色，即可捞出控油。

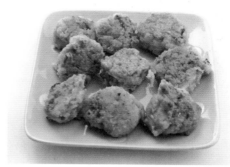

防治痛风功效：胡萝卜和香菜都是富含膳食纤维的食物，香菜具有促进肠道蠕动的功能，二者同吃能缓解痛风的症状，但痛风合并肥胖症患者要少食。

香菜土豆丝

总嘌呤含量＜20毫克

原料： 土豆200克，香菜20克，蒜、辣椒油、盐各适量。

做法： ①土豆去皮，切丝，泡水；香菜洗净，切成段；蒜切末。②将土豆丝放沸水锅中焯约2分钟至熟，捞出，沥干水分。③将土豆丝盛碗里，放入盐、蒜末、香菜、辣椒油，拌匀后装盘即可。

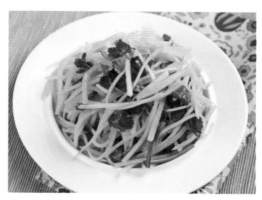

防治痛风功效：本道菜健脾利湿，宽肠通便，降糖降脂，能增强身体免疫力，适合痛风合并高血压的患者。

花生碎拌香菜

总嘌呤含量＜35毫克

原料： 香菜100克，熟花生15克，盐、糖、酱油、醋、香油、辣椒碎各适量。

做法： ①香菜去根，洗净，切小段。②熟花生装进保鲜袋里面，用擀面杖敲碎，不喜欢吃花生红皮的，就去掉外皮。③花生碎倒进香菜里面，倒入醋、盐和适量的糖，再撒上一些辣椒碎，锅里倒入适量的油，烧热后泼在辣椒碎上，滴入香油搅拌均匀即可。

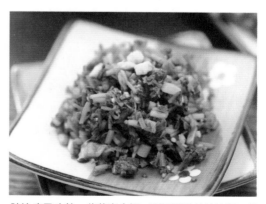

防治痛风功效：此菜富含钾，利于尿酸盐的溶解，能降血压、降血糖，适合痛风合并高血压、冠心病患者食用。

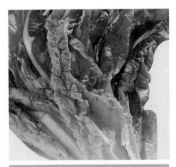

宜吃

利尿，
降压，减脂

每 日 推 荐 食 用 量

50克

嘌呤含量（每 100 克）

7.2毫克

热量（每 100 克）

62千焦

莴笋

主要营养成分	胡萝卜素	维生素 C	钾
含量（每 100 克食物）	24 微克	4 毫克	305 毫克
与同类食物含量比较	中	低	高

防治痛风关键点

莴笋含钾量比含钠量高，有调节体内水电解质平衡的作用，可促进血液中尿酸盐的溶解，增加尿酸的排出量，对高血压、水肿患者有一定的食疗作用。莴笋富含氟元素，可参与骨骼的生长，能防治风湿性疾病和痛风关节炎。

防治痛风吃法

莴笋可熬汤、煮粥、炒食。莴笋叶不要扔掉，叶中维生素C、膳食纤维等都多于干茎，且具有降压、降脂功效，建议凉拌、煲汤或炒食。

适宜人群

莴笋中的烟酸可降低体内胆固醇，降低血压，适合高血压和糖尿病患者。莴笋可增加胃液和胆汁的分泌，对消化功能减弱、消化道中酸性降低和便秘的患者尤其有利。

忌吃人群

基本适合各种人群。

这样搭配更健康
木耳 + 莴笋　同吃可防治高血压、高脂血症、糖尿病。

Tips ┃ 莴笋怕咸，炒制时盐要少放才好吃。

莴笋炒鸡蛋

总嘌呤含量 < 25 毫克

原料：莴笋 200 克，鸡蛋 2 个，葱、盐各适量。

做法：①莴笋去皮，洗净，切菱形片；鸡蛋打散备用；葱切成葱花。②油锅烧热，放打散的鸡蛋液摊成鸡蛋饼，并用铲子切成块，盛出备用。③用锅内余油爆香葱花，放莴笋翻炒，将熟时放入炒好的鸡蛋块，加盐炒匀即可。

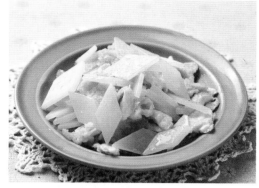

防治痛风功效：莴笋炒鸡蛋富含蛋白质、维生素、钙、铁等营养素。而且莴笋嘌呤含量低，热量也低，适合痛风合并肥胖症患者食用。

莴笋炒木耳

总嘌呤含量 < 30 毫克

原料：莴笋 200 克，干木耳 5 克，花椒、葱、盐各适量。

做法：①莴笋去叶，去皮，洗净，切片，开水略焯，过凉，沥干；葱切成葱花。②木耳泡发撕小朵，开水焯一下捞出。③锅中倒油烧热，放入花椒炸香，下葱花爆香，放木耳、莴笋翻炒至熟，加盐即可。

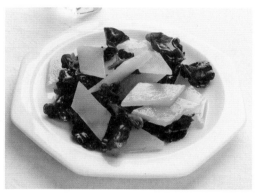

防治痛风功效：莴笋有利五脏、通经脉、清胃热、清热利尿的功效，适量吃对痛风合并糖尿病、肥胖症的患者有较好的辅助治疗作用。

莴笋猪瘦肉粥

总嘌呤含量 < 140 毫克

原料：莴笋、大米各 50 克，猪瘦肉 100 克，酱油、盐各适量。

做法：①莴笋去皮，洗净，切细丝；大米洗净；猪瘦肉洗净，切成末，加少许酱油、盐，腌 10~15 分钟。②锅中放入大米，加适量清水，大火煮沸，加入莴笋丝、猪肉末，改小火煮至米烂时，加盐搅匀即可。

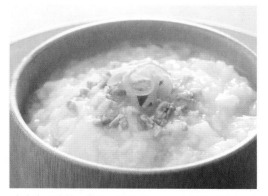

防治痛风功效：莴笋富含膳食纤维，可通便利尿。与猪瘦肉一起熬成粥，适合痛风合并肥胖症患者食用。

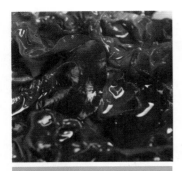

木耳（水发）

主要营养成分	膳食纤维	维生素 C	钾
含量（每100克食物）	2.6 克	1 毫克	52 毫克
与同类食物含量比较	中	低	高

宜吃

补气血，清肠胃

每日推荐食用量

50克

嘌呤含量（每 100 克）

16.6毫克

热量（每 100 克）

112千焦

防治痛风关键点

木耳嘌呤含量低，其所含的黑木耳多糖具有较强的吸附作用，能排出体内多余的脂肪，也有利于胆固醇的排出，还能清肠涤胃，适合痛风合并肥胖症、高血压患者。木耳对肾结石、胆结石等有明显的化解功效，是痛风合并结石症患者的理想食材。

防治痛风吃法

木耳可凉拌、炒食、做汤。鲜木耳含有一种光感物质，太阳照射后可引起皮肤瘙痒、水肿，要慎食。

适宜人群

木耳能够促进胃肠蠕动，促进肠道脂肪食物的排泄、防止便秘，适合有便秘问题的人食用。另外，木耳还适合心脑血管疾病、结石症、贫血症患者食用。

忌吃人群

木耳有活血抗凝的作用，各种出血，如痔疮出血、血痢便血、小便淋血、妇女崩漏以及眼底出血的人不宜过多食用。另外，腹泻者或孕妇慎食。

这样搭配更健康
黄瓜＋木耳 二者同食可以减肥、补血、强壮身体。

Tips 干木耳与鲜木耳相比，食用更安全，所以最好选择干木耳。

木耳红枣粥

总嘌呤含量 < 25 毫克

原料： 大米 100 克，干木耳 5 克，冰糖 10 克，红枣适量。

做法： ①大米洗净，水中浸泡 30 分钟；木耳泡发后去蒂，撕成小朵；红枣洗净，去核。②锅中加水，放大米用大火烧沸，放入木耳、红枣，改小火煮约 45 分钟。③最后加入冰糖，关火再闷片刻即可。

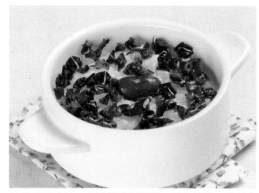

防治痛风功效：此粥能滋阴润肺、补气健脾，降低血尿酸，适用于肺阴虚咳嗽、气喘、内火旺的人群，还有防治贫血症的功效，适合痛风合并高血压患者食用。

木耳炒鸡蛋

总嘌呤含量 < 25 毫克

原料： 鸡蛋 2 个，干木耳 5 克，西红柿 100 克，蒜薹、盐、香油各适量。

做法： ①鸡蛋打散，调入少量盐搅拌均匀，锅中倒植物油烧热，将蛋液倒入锅中，炒好后盛入碗中备用；木耳泡发，洗净。②另起锅，倒植物油烧热，放入蒜薹，翻炒均匀，倒入西红柿和木耳继续翻炒几下。③放入炒好的鸡蛋，炒至均匀，加盐、香油调味即可。

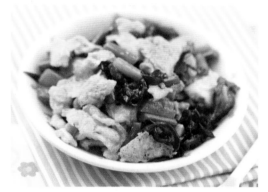

防治痛风功效：木耳可补气血、清肠胃，长期食用还可延缓衰老，比较适合痛风合并高血压、高脂血症的患者食用。

三丝牛肉

总嘌呤含量 < 65 毫克

原料： 牛肉丝 50 克，干木耳 5 克，胡萝卜 150 克，酱油、蒜、葱、白糖、盐各适量。

做法： ①木耳泡发，洗净，切丝；胡萝卜洗净，去皮，切丝；葱、蒜切末。②用蒜末、酱油、白糖将牛肉丝腌制 30 分钟。③油锅烧热，放入牛肉丝，大火急炒至八分熟取出。④另起油锅，加入少许葱末后继续翻炒木耳、胡萝卜丝，最后加牛肉丝煸炒，加盐调味即可。

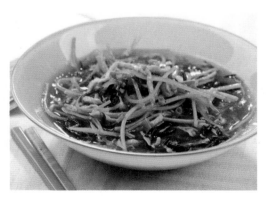

防治痛风功效：三丝牛肉可补充蛋白质、增强抵抗力，痛风缓解期可适当食用，急性发作期则需忌食。

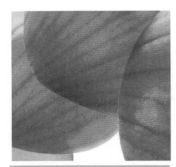

洋葱

主要营养成分	维生素 C	镁	钾
含量（每100克食物）	8毫克	15毫克	147毫克
与同类食物含量比较	低	中	低

宜吃

降压，利尿，降血糖

每 日 推 荐 食 用 量

50克

嘌呤含量（每100克）

3.5毫克

热量（每100克）

169千焦

防治痛风关键点

洋葱嘌呤含量低，而且其特有的前列腺素 A 不仅能使血压下降，还能促进钠的排泄，还具有一定的利尿作用。洋葱能抑制高脂肪饮食引起的胆固醇升高。洋葱中还含有一种类似甲磺丁脲的物质，可降血糖，适合糖尿病患者食用。因此，并发高血压病、高脂血症、糖尿病、冠心病的痛风患者宜经常食用洋葱。

防治痛风吃法

洋葱可生吃、也可炒菜。将洋葱切薄片，再加几片莴笋叶子，倒入苹果醋（淹没洋葱即可），服用后可缓解便秘，稳定血压，还能改善睡眠状况。

适宜人群

洋葱能促进消化，适合消化不良、食欲不振、食积内停的人吃。

忌吃人群

洋葱一次不宜食用过多。同时患有皮肤瘙痒性疾病、眼疾以及胃病者应慎食。

这样搭配更健康
大蒜＋洋葱 适量的洋葱和大蒜同食，能降低胆固醇和血压，还可降低心脏病的发病率。

Tips 洋葱对半切开后在凉水中泡一下，再切就不刺激眼睛了。

洋葱粥

总嘌呤含量< 15 毫克

原料：洋葱 100 克，大米 50 克，盐、香油各适量。

做法：①将洋葱去蒂，剥去外皮后，洗净切成丝；大米淘洗干净。②将洋葱丝和大米入锅同煮，小火慢煮，并不时搅拌，粥熟后加入少量盐、香油调味即可。

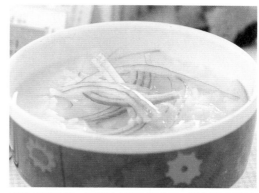

防治痛风功效：洋葱与大米煮粥食用，具有降压降脂、止泻止痢的作用，且能提高机体免疫能力。此粥的嘌呤含量较低，非常适合痛风合并高血压患者食用。

素炒洋葱丝

总嘌呤含量< 10 毫克

原料：洋葱 250 克，盐、酱油、醋各适量。

做法：①将洋葱去根，剥去外皮，洗净后切成细丝。②炒锅上火，放植物油烧热，放入洋葱丝煸炒。③当洋葱丝略炒至软烂时，加入酱油、盐继续煸炒，最后淋入醋，炒匀出锅即可。

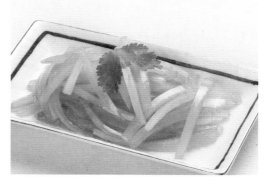

防治痛风功效：此菜清热化痰、解毒利尿，能降低血尿酸。洋葱是低嘌呤食物，痛风、高血压、高血脂、肾炎性水肿的人经常食用有助于减缓症状。

洋葱炒牛肉

总嘌呤含量< 90 毫克

原料：牛肉、洋葱各 100 克，鸡蛋（取蛋清）1个，酱油、盐、白糖、水淀粉各适量。

做法：①牛肉洗净，切丝；洋葱去皮，洗净，切丝。②牛肉丝中加入蛋清、盐、白糖、水淀粉腌制片刻。③油锅烧热，放入牛肉丝、洋葱丝煸炒，调入酱油，加盐调味即可。

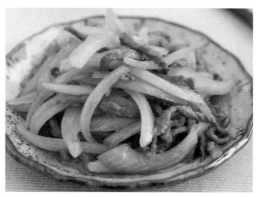

防治痛风功效：牛肉富含铁和蛋白质；洋葱含硒丰富，痛风患者适量吃些，可促进消化和保护心血管健康。

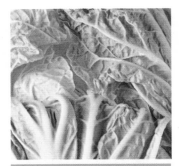

宜吃

润肠通便，减少尿酸盐沉淀

每 日 推 荐 食 用 量

100 克

嘌呤含量（每 100 克）

12.6 毫克

热量（每 100 克）

82 千焦

大白菜

主要营养成分	膳食纤维	维生素 C	胡萝卜素
含量（每 100 克食物）	0.9 克	37.5 毫克	80 毫克
与同类食物含量比较	低	中	中

防治痛风关键点

大白菜是嘌呤含量较低的四季常青蔬菜，它不仅含较多的维生素 C 和钾盐，还富含膳食纤维，痛风患者多吃大白菜可减少尿酸盐沉淀，有助于将尿酸排出体外。大白菜含有的膳食纤维能润肠通便，增加饱腹感，排出体内毒素，适合需要减肥的痛风患者。大白菜还可以延缓餐后血糖上升，是痛风合并糖尿病患者的理想食品。

防治痛风吃法

大白菜与肉类同食，可减少肉中的亚硝酸盐，从而起到防癌的效果。无论怎么吃白菜，都不要挤掉菜汁，以免营养成分大量流失。

适宜人群

大白菜适合肺热咳嗽、便秘、肾病患者食用，女性多食可以预防乳腺癌。

忌吃人群

大白菜性偏寒凉，胃寒腹痛、大便溏泻者不可多食。另外，腐烂的大白菜不能吃。

这样搭配更健康
蛋黄酱＋大白菜 同食可护肤、防衰老，促进血液循环。

Tips 隔夜的熟白菜和未腌透的白菜不要吃，以免引起中毒。

醋熘白菜

总嘌呤含量 < 20 毫克

原料：大白菜 100 克，酱油、醋、盐、水淀粉各适量。

做法：①大白菜洗净，把嫩帮切成薄片。大白菜片在开水中焯一下，捞出沥水。②将酱油、醋和盐调成调味汁。③锅内倒入油烧热，放入大白菜略煸炒后，倒入调味汁，翻炒后以水淀粉勾芡，装盘即可。

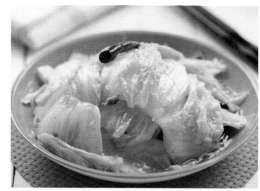

防治痛风功效：此菜酸咸适口，嘌呤量很低，且含有丰富的维生素 C 和膳食纤维，适合痛风合并肥胖症患者食用。

牛奶浸白菜

总嘌呤含量 < 35 毫克

原料：牛奶 250 毫升，白菜心 300 克，盐适量。

做法：①将白菜心洗净，在锅内烧开水，滴入少许油，放入白菜心，将其焯至软熟，捞出沥干备用。②把牛奶倒进有底油的锅内，加入盐，烧开后放进沥干水的熟白菜心，煮熟即可。

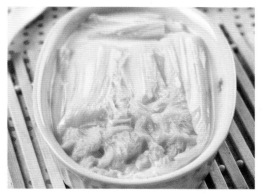

防治痛风功效：此菜味道鲜美，口味清淡，营养易消化，牛奶和白菜的嘌呤含量都很低，且有助于将尿酸排出体外，还能刮油排毒，适合痛风合并肥胖症患者食用。

白菜虾皮汤

总嘌呤含量 < 15 毫克

原料：大白菜 50 克，虾皮 5 克，葱、酱油、香油、盐、胡椒粉各适量。

做法：①大白菜洗净，用冷水浸泡 10 分钟；虾皮洗净，用冷水浸泡 15 分钟；葱切成葱花。②浸泡后的白菜沥干水分，切成丝。③煮锅加水，虾皮连同浸泡虾皮的水入锅煮，虾皮煮 15 分钟后加白菜入锅同煮。④放入适量盐、酱油和胡椒粉，最后滴上香油，撒上葱花，搅拌即可。

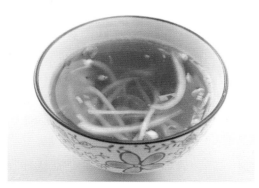

防治痛风功效：白菜所含嘌呤和热量均很低，做成汤后服用会摄入大量的水，能促进尿酸的排泄。

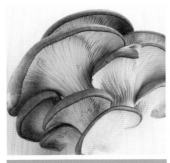

平菇

主要营养成分	膳食纤维	维生素 C	钾
含量（每100克食物） 与同类食物含量比较	2.3 克 中	4 毫克 低	258 毫克 中

适量吃

舒筋活络，减肥消脂

每日推荐食用量

30克

嘌呤含量（每100克）

25~75毫克

热量（每100克）

101千焦

防治痛风关键点

平菇富含膳食纤维，可舒筋活络、瘦身消肿，改善痛风的不适症状。平菇的嘌呤含量稍高，但植物性食物嘌呤含量对血尿酸的影响不大。

防治痛风吃法

平菇可减肥消脂，控制血脂水平，可以炒、烩、烧。

适宜人群

平菇补虚，适合体质虚弱、气血不足、营养不良者食用。消化不良、腹泻时少吃或不吃。

这样搭配更健康
猪肉＋平菇　同食可改善人体新陈代谢、增强体质。

Tips 鲜平菇呈绿色或煤黑色是受病虫损伤的，不要选购。

平菇蛋花汤

总嘌呤含量＜80 毫克

原料：平菇 50 克，鸡蛋 2 个，青菜 2 棵，盐适量。

做法：①平菇洗净后撕成细条，焯水；鸡蛋打散；青菜洗净。②锅中倒油烧热，放入青菜略炒。③放入平菇，倒水、加盐烧开；然后倒入鸡蛋液，再烧开即可。

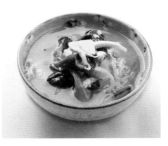

防治痛风功效：本汤品膳食纤维丰富，开胃促消化，滋补强壮，利尿消肿，是老年人、痛风患者及心血管疾病、肥胖症患者的保健食品。

油菜

主要营养成分	膳食纤维	维生素 C	钾
含量（每100克食物）	1.1 克	36 毫克	175 毫克
与同类食物含量比较	中	中	中

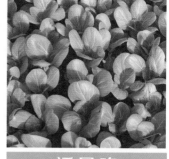

适量吃

防治痛风关键点

油菜富含钾，能促进尿酸盐的溶解。油菜富含膳食纤维，能减少人体对脂类的吸收，适合痛风合并高脂血症的患者。

防治痛风吃法

油菜吃法多样，搭配牛肉、鲜虾、鸡蛋、海米及虾皮、香菇、木耳等均适合。此外，素炒、凉拌、做汤等均可。

适宜人群

适合产后瘀血腹痛的女性，以及便秘人士。油菜性凉，有泻下作用，肠虚腹泻者过多食用会加重病情。

这样搭配更健康

鸡肉＋油菜 可美化肌肤，适宜肥胖及高血压患者食用。

Tips 颜色鲜嫩、洁净、无黄烂叶、无病虫害的油菜最佳。

活血化瘀，
消暑利尿，
宽肠通便

每 日 推 荐 食 用 量

50 克

嘌呤含量（每 100 克）

30.2 毫克

热量（每 100 克）

57 千焦

浇汁小油菜

总嘌呤含量 < 80 毫克

原料：小油菜 200 克，枸杞子 10 克，葱丝、姜丝、蒜片、生抽、白糖、白芝麻各适量。

做法：①枸杞子洗净；小油菜洗净焯熟，过凉。②油锅爆香蒜片、葱丝、姜丝，加白糖、生抽调成调味汁。③调味汁淋在油菜上，撒枸杞子和白芝麻即可。

防治痛风功效：油菜富含膳食纤维、钙、铁和维生素 C、胡萝卜素，能吸附体内有毒物质，有利于尿酸的排出，适合痛风患者适量食用。

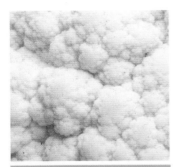

宜吃

菜花

主要营养成分	膳食纤维	维生素C	钾
含量（每100克食物）	2.1克	32毫克	206毫克
与同类食物含量比较	中	中	中

降胆固醇，减少尿酸盐沉淀

防治痛风关键点

菜花富含维生素C，能减少尿酸盐的生成，并有助于尿酸盐的溶解和排泄。其中的膳食纤维则能吸收肠道中多余的胆固醇和脂肪，能防治痛风合并的高脂血症、肥胖症。

防治痛风吃法

菜花可炒食，但不宜烹煮时间过长，以免造成维生素损失。

适宜人群

适合各类人群。

每日推荐食用量

60 克

这样搭配更健康

玉米＋菜花 同食可健脾益胃、补虚、助消化。

嘌呤含量（每100克）

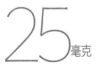

25 毫克

Tips 菜花含少量的致甲状腺肿物质，需食用碘盐来中和。

热量（每100克）

83 千焦

小炒菜花

总嘌呤含量＜65毫克

原料：菜花200克，胡萝卜100克，干木耳10克，蒜末、生抽、盐各适量。

做法：①菜花洗净，切小朵，焯水；干木耳泡软，去蒂，撕小朵；胡萝卜切片。②油锅爆香蒜末，放胡萝卜片、菜花和木耳煸炒，加生抽、盐调味即可。

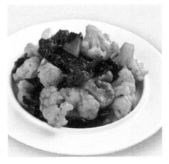

防治痛风功效：本道菜品能排毒减肥，提高机体免疫力，降低痛风、高血压、脑卒中的发病率。

茼蒿

主要营养成分	胡萝卜素	叶酸	钾
含量（每 100 克食物） 与同类食物含量比较	1510 微克 高	114 微克 高	220 毫克 中

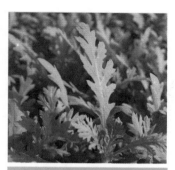

宜吃

消食开胃，通利小便

防治痛风关键点

茼蒿富含胡萝卜素，能保护细胞从而减少体内游离嘌呤。茼蒿通利小便，有利于尿酸的排泄。茼蒿有助于脂肪的分解，适合并发肥胖症、高血压的痛风患者。

防治痛风吃法

凉拌茼蒿时加入蒜末，低脂低热，润肠通便，开胃健脾。

适宜人群

适合高血压患者。脾胃虚寒、便溏、腹泻者不宜食用。

这样搭配更健康

蜂蜜＋茼蒿 同食有润肺化痰、止咳去热的功效。

Tips | 茼蒿气浊，易上火，一次不要吃太多。

每日推荐食用量

50 克

嘌呤含量（每 100 克）

33.4 毫克

热量（每 100 克）

98 千焦

粉蒸茼蒿

总嘌呤含量＜ 90 毫克

原料：茼蒿 200 克，玉米面 100 克，盐、葱末、蒜末、干辣椒段各适量。

做法：①将玉米面均匀裹在洗净的茼蒿上，加盐拌匀，入蒸锅蒸 10 分钟取出。②葱、蒜末、干辣椒段撒在茼蒿上，用烧热的油浇在上面拌匀即可。

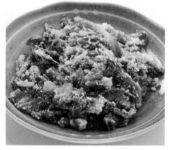

防治痛风功效：本道菜能调胃健脾，茼蒿中的膳食纤维能有效改善便秘，还能在一定程度上缓解痛风症状。

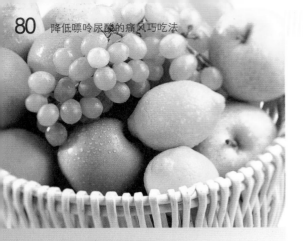

水果类

水果是众多食物中嘌呤含量最低的一类，大多数水果每 100 克的嘌呤含量都小于 10 毫克。其主要成分是水分、糖类、维生素、膳食纤维及少量矿物质与蛋白质，对痛风患者来说，可以放心食用。可放心吃的水果有：葡萄、苹果、李子、柠檬、枇杷、橘子、梨、杨桃、红枣、哈密瓜、西瓜、香蕉、桑葚等。不过，在食用水果的过程中，痛风患者仍需要注意以下几点。

建议摄入量：成人每天应摄入 200~400 克的水果，这个量基本等于中等大小的 1 个苹果。最好吃两种水果，每种半个就可以基本满足这个量。

宜限制总热量：每天摄入 200 克水果的同时，应减少 25 克左右的主食，这样才能保证每天摄入总热量不超标，对痛风患者有好处。

吃水果的最佳时间：早上可在早餐时配上水果丰富营养结构。饭后不宜立刻吃水果。睡前不要吃水果。

痛风限量吃的 7 种水果

与蔬菜一样，水果中的嘌呤对血尿酸的影响不大。但与蔬菜不同的是，水果含糖量比较高。血糖可以升高血尿酸，此外水果中的蔗糖和葡萄糖对于痛风患者的影响也是负面的。所以，对于痛风急性发作期患者、合并肥胖症的痛风缓解期患者及痛风合并糖尿病患者来说，有些水果就不太适合食用。

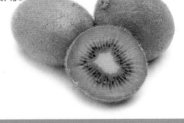

猕猴桃

嘌呤含量：<25 毫克 /100 克

猕猴桃富含膳食纤维和维生素 C，能调节体内血糖含量，促进尿酸盐的溶解和排泄，适合于痛风合并糖尿病患者。但是，猕猴桃的嘌呤含量相对较高，痛风缓解期要少吃，痛风急性发作期则应该忌吃。

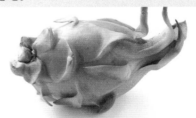

火龙果

嘌呤含量：<25 毫克 /100 克

火龙果含有丰富的膳食纤维、蛋白质、钾等，能降血糖、润肠通便，对高尿酸血症、高胆固醇症、糖尿病、肥胖有很好的疗效。但火龙果嘌呤含量相对较高，痛风缓解期要少吃，痛风急性发作期要忌吃。

无花果

嘌呤含量: 67 毫克 /100 克

无花果属于高膳食纤维果品，能净化肠道，降压降糖，对痛风合并高血压患者有防治作用。不过，无花果的嘌呤及碳水化合物含量稍高，痛风患者合并糖尿病患者要慎食。

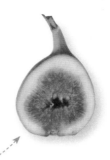

柿子

嘌呤含量: 50 毫克 /100 克

柿子清热解毒，是降压止血的良药，能够缓解痛风合并高血压患者的不适。但柿子含糖量及嘌呤含量较高，痛风合并糖尿病患者食用时应适量。

榴莲

嘌呤含量: 50 毫克 /100 克

榴莲含有丰富的钾元素，可以减少尿酸盐沉淀，另外，榴莲还含有丰富的维生素E，能阻碍尿酸盐的产生。但榴莲高糖、高热量，肥胖人士、糖尿病患者及痛风患者要少吃。

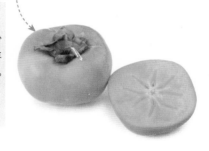

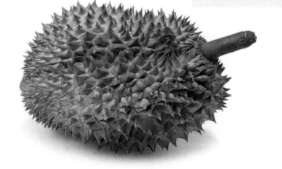

杨梅

嘌呤含量: <25 毫克 /100 克

杨梅是钾含量较高的强碱性食物，含有的杨梅黄酮能抗炎、消除体内自由基，利尿益肾，有助于尿酸的排泄。杨梅所含的果酸能阻止糖向脂肪转化，适合痛风合并肥胖患者。但杨梅嘌呤含量比较高，痛风患者食用时应适量。

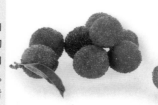

樱桃

嘌呤含量: <25 毫克 /100 克

樱桃富含钾及花青素等多种营养物质，有助于尿酸的排泄，缓解痛风带来的不适。但樱桃嘌呤含量稍高，且含糖量比较高，痛风缓解期及痛风合并糖尿病患者应适量食用，痛风急性发作期则需忌吃。

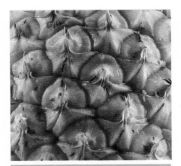

菠萝

主要营养成分	维生素C	锰	钾
含量（每100克食物）	18 毫克	1.04 毫克	113 毫克
与同类食物含量比较	中	高	中

宜吃

生津止渴，利尿消肿

每日推荐食用量

100克

嘌呤含量（每100克）

0.9毫克

热量（每100克）

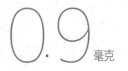

182千焦

防治痛风关键点

菠萝嘌呤含量低，而且富含膳食纤维，痛风患者经常食用菠萝有助于减缓症状。另外，菠萝富含维生素C、钾，能促进尿酸的排泄，对肾炎、高血压病、痛风患者有益。

防治痛风吃法

可直接去皮食用，也可榨成汁，加凉开水代茶饮，或者做成菜肴等。痛风患者每日食用量不应超过100克。

适宜人群

菠萝中所含的蛋白质分解酶可以分解蛋白质及助消化，适合长期食用过多肉类及油腻食物的人。

忌吃人群

菠萝里含有蛋白酶，空腹吃会伤胃，口腔溃疡和消化道溃疡患者应少食或慎食，发热及患有湿疹的人也不宜多吃。有胃寒、寒咳、虚咳者，不宜生食或生饮菠萝汁，可煎煮后食用。

这样搭配更健康

淡盐水＋菠萝　用淡盐水浸泡后再吃菠萝，可防止过敏。

Tips 服用铁剂时不宜食用菠萝。

菠萝藕片

总嘌呤含量 < 10 毫克

原料： 莲藕 150 克，菠萝 100 克，枸杞子、冰糖各适量。

做法： ①莲藕洗净，去皮，切片；菠萝去皮，切片；枸杞子洗净。②把莲藕片、菠萝片、枸杞子、冰糖放入锅中，加适量清水，煮熟即可。

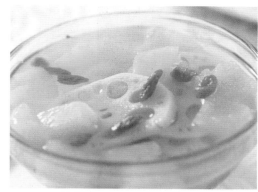

防治痛风功效：莲藕和菠萝都是低嘌呤食物，痛风患者可以吃。但是因为冰糖的热量偏高，痛风合并肥胖症患者应该适量吃，如果血糖高，就需要忌食。

菠萝梨汁

总嘌呤含量 < 10 毫克

原料： 菠萝 50 克，梨 300 克。

做法： ①菠萝去皮，切成小块；梨去皮、去核，切成小块。②将菠萝块和梨块一起放入榨汁机中榨汁即可。

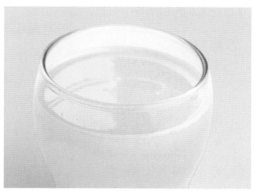

防治痛风功效：此水果汁具有补气生津、止咳化痰、降低血尿酸的功效，适用于痛风及咳嗽等症，但梨所含的糖分较高，痛风合并肥胖症患者应限量食用。

什锦果汁饭

总嘌呤含量 < 20 毫克

原料： 大米 50 克，鲜牛奶 250 毫升，苹果丁、菠萝丁、蜜枣丁、葡萄干、青梅丁、碎核桃仁各 25 克，番茄酱、水淀粉各适量。

做法： ①将大米淘洗干净，加入鲜牛奶、水，焖成饭。②将番茄酱、苹果丁、菠萝丁、蜜枣丁、葡萄干、青梅丁、碎核桃仁放入锅内，加水烧沸，用水淀粉勾芡，制成什锦沙拉酱，浇在米饭上即可。

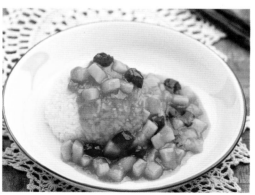

防治痛风功效：什锦果汁饭能满足身体对多种营养素的需求，且总嘌呤含量不高，适合痛风患者食用。

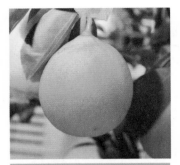

宜吃

美白养肤，促进尿酸排泄

每日推荐食用量

40克

嘌呤含量（每 100 克）

3.4毫克

热量（每 100 克）

156千焦

柠檬

主要营养成分		维生素 E		维生素 C		钾
含量（每100克食物）		1.14 毫克		22 毫克		209 毫克
与同类食物含量比较		中		中		中

防治痛风关键点

柠檬含有丰富的维生素 C、钾、钙等营养物质，可以增强造血功能，促进体内血液的循环，增强机体免疫力，预防肾结石，促进尿酸的排泄，对防治痛风合并糖尿病、肥胖症有一定的辅助疗效。

防治痛风吃法

柠檬适合配菜、榨汁，因为太酸不宜鲜食。另外，还可与适量胖大海加水代茶饮。一次吃不完的柠檬，可以切片放在蜂蜜中腌渍，日后拿出来泡水喝。

适宜人群

柠檬含有丰富的有机酸、柠檬酸，具有很强的抗氧化作用，对促进肌肤的新陈代谢、延缓衰老及抑制色素沉着等有一定益处，很适合爱美人士。

忌吃人群

吃柠檬过多伤筋损骨，不宜多食。胃溃疡、胃酸分泌过多，患有龋齿者和糖尿病患者慎食。

这样搭配更健康

绿茶＋柠檬 绿茶和柠檬都富含钾，有助于利尿降压。

Tips 要选手感硬实、表皮亮丽、分量较重的柠檬。

柠檬西红柿汁

总嘌呤含量 < 15 毫克

原料：橙子 1 个，柠檬 1/4 个，西红柿 1/2 个，蜂蜜适量。

做法：①橙子、柠檬、西红柿分别去外皮，只留果肉，分别切成小块，一起放入榨汁机中榨成汁。②将榨好的汁调入蜂蜜搅拌即可。

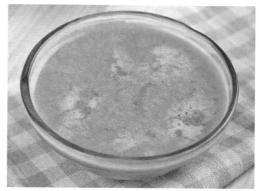

防治痛风功效：这道果蔬汁酸甜可口，各种人体所需的维生素含量丰富，能提高人体免疫力，活血通络，利于尿酸排泄，能缓解痛风的症状。

柿子柠檬草莓汁

总嘌呤含量 < 120 毫克

原料：柿子 200 克，草莓 50 克，柠檬 1 片，蜂蜜适量。

做法：①草莓去蒂，洗净，放入榨汁机中，加水榨成汁。②柿子洗净，去皮，用纱布绞汁加入草莓汁中。③挤入柠檬汁，依口味调入蜂蜜即可。

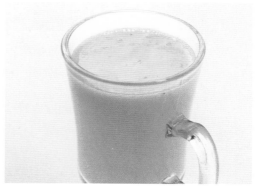

防治痛风功效：本款饮品口感清爽，非常适合痛风患者饮用，有助于体内尿酸的排泄，而且能够活血通经，美容养颜。

凉调柠檬藕

总嘌呤含量 < 10 毫克

原料：莲藕 150 克，柠檬 1 个，蜂蜜、盐各适量。

做法：①莲藕去皮，切薄片，加少许盐，入沸水煮熟，过凉水后沥干水分备用。②准备柠檬汁，依个人口味加适量的蜂蜜，柠檬皮切丝。③将调好的柠檬汁淋在莲藕片上，用柠檬丝装饰，放入冰箱浸泡一夜即可。

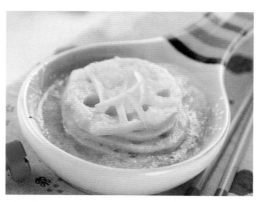

防治痛风功效：莲藕中含有黏液蛋白和膳食纤维，能减少人体对脂类的吸收，适合痛风合并肥胖症患者食用。

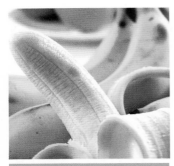

香蕉

主要营养成分	碳水化合物	膳食纤维	钾
含量（每100克食物）	22 克	1.2 克	256 毫克
与同类食物含量比较	中	低	高

宜吃

减少尿酸盐沉积

每日推荐食用量

150克

嘌呤含量（每100克）

1.2毫克

热量（每100克）

389千焦

防治痛风关键点

香蕉嘌呤含量低，而且是高钾食物，钾可以减少尿酸盐的沉积，有助于尿酸的排泄。另外，香蕉所含的血管紧张素转化酶抑制物质，可以抑制血压升高，所以痛风合并高血压患者可经常食用香蕉。

防治痛风吃法

可直接食用，还可把香蕉捣烂，做香蕉泥，也可炸香蕉片。痔疮便血者还可以连皮炖食。

适宜人群

痛风合并高血压、冠心病、肥胖症或动脉硬化者可适量吃香蕉。香蕉也适合有咽干喉痛、上消化道溃疡、大便干燥等症者食用。

忌吃人群

香蕉含糖量较高，血糖高或糖尿病患者最好不吃。

这样搭配更健康

冰糖 + 香蕉 同食可通便泻热、滋润肺燥、止咳生津。

Tips 香蕉和苹果一起放进塑料袋里，尽量排出袋子里的空气，扎紧袋口，放在阴凉处，可以保存一个星期左右。

香蕉草莓奶昔

总嘌呤含量 < 10 毫克

原料： 香蕉 100 克，草莓 2 颗，蜂蜜 5 克，牛奶 100 毫升。

做法： ①草莓洗净；香蕉去皮，切块。②搅拌机内放入草莓、去皮的香蕉，再加入牛奶、蜂蜜，一起榨成汁即可。

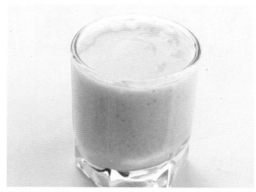

防治痛风功效：香蕉富含维生素和矿物质，草莓可补充维生素 C，此款甜品营养丰富，利于消化，嘌呤含量低，适合痛风患者食用。

香蕉胚芽汁

总嘌呤含量 < 15 毫克

原料： 香蕉 150 克，小麦胚芽 15 克，西红柿 50 克，草莓 5 粒，牛奶 100 毫升。

做法： ①将香蕉、西红柿去皮；草莓洗净，去蒂。②将香蕉、西红柿、草莓、牛奶与小麦胚芽一并放入榨汁机中搅匀成浆即可。

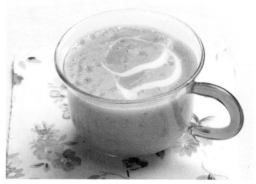

防治痛风功效：此蔬果汁营养丰富，且富含膳食纤维，能够加快肠胃蠕动，促进排出尿液和粪便，有减肥瘦身的功效，还能达到降低血尿酸的目的。

香蕉羹

总嘌呤含量 < 10 毫克

原料： 香蕉 250 克，白糖、山楂糕、水淀粉各适量。

做法： ①将香蕉洗净，去皮后切成小丁；山楂糕切成丁。②炒锅上火，放入清水，加入白糖，煮至溶化，撇去浮沫，放入香蕉丁，用水淀粉勾芡。③出锅倒入大碗内，撒上山楂糕丁即可。

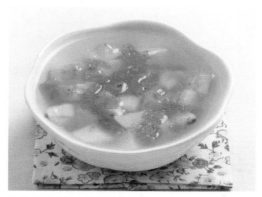

防治痛风功效：此汤羹有健脾胃、润肠燥、降血尿酸的功效，适合痛风合并高血压患者食用。

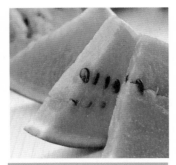

西瓜

主要营养成分	维生素 C	水分	钾
含量（每 100 克食物） 与同类食物含量比较	5.7 毫克 低	92.3 克 高	97 毫克 低

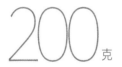

宜吃

低嘌呤的好食材

每 日 推 荐 食 用 量

200 克

嘌呤含量（每 100 克）

1.1 毫克

热量（每 100 克）

108 千焦

防治痛风关键点

西瓜最适合夏季痛风患者急性发作期服食。西瓜不但含有大量的水分，而且它所含的盐类主要为钾盐，更是低嘌呤食物，这对痛风急性发作期中血尿酸过高者尤为适宜，可以起到迅速有效排泄尿酸的作用。

防治痛风吃法

西瓜瓤可直接食用，也可榨汁。西瓜白皮可以切成丝凉拌、清炒，也可以切成片做汤，剁碎做馅料，还可以做西瓜盅，也可以擦脸，美容养颜。夏季食用西瓜时，要注意不宜马上食用刚从冰箱里拿出的西瓜。

适宜人群

适合痛风合并高血压、胆囊炎、高热不退者食用。

忌吃人群

西瓜含糖量较高，糖尿病患者应少食。而且西瓜属寒性，吃多了会导致过寒而损伤脾胃，有慢性肠炎、胃炎等虚冷体质的人不宜多吃。

这样搭配更健康

绿茶＋西瓜 同食能生津止渴，让口气更加清新。

Tips 选西瓜时，看西瓜底部的圈，圈越小越好。

西瓜冬瓜汁

总嘌呤含量＜15毫克

原料：冬瓜250克，西瓜500克。

做法：①将冬瓜洗净去皮后切小块；取西瓜肉切块。②将冬瓜块和西瓜块一同放入榨汁机，出汁即可饮用。

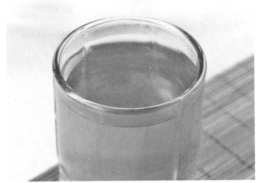

防治痛风功效：西瓜和冬瓜都是利尿食物，一起榨汁能降温解暑，更能利尿消肿，利于体内水分代谢，便于尿酸的排泄，缓解痛风的症状。

西瓜雪梨汁

总嘌呤含量＜10毫克

原料：雪梨100克，西瓜300克，生荸荠50克。

做法：①先将雪梨、生荸荠分别洗净去皮，再将西瓜取瓤、去籽、切丁。②将以上原料全部放入榨汁机中榨汁，然后取汁即可。

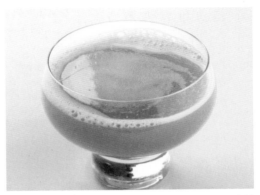

防治痛风功效：西瓜和雪梨都是富含水分和钾元素的水果，能润肠，促进消化，有利于体内废物及尿酸排出体外，对防治痛风有一定的辅助疗效。

西瓜翠衣

总嘌呤含量＜5毫克

原料：西瓜皮100克，盐、柠檬、蚝油、香油各适量。

做法：①将西瓜皮与果肉分离。②切干净西瓜皮上的绿色部分，只留白色部分和少量红色的部分。③将瓜肉切成薄片，加入盐腌制两小时。④在瓜肉中加入少许柠檬汁，可提香、提酸味。⑤加入少量蚝油，再依个人喜好，加入适量香油拌匀，盛盘即可。

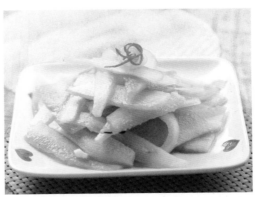

防治痛风功效：柠檬富含维生素C，西瓜富含水分和钾，有利于尿酸的排出，适合痛风合并肥胖症患者食用。

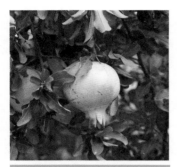

宜吃

减肥利尿

每 日 推 荐 食 用 量

40 克

嘌呤含量（每 100 克）

0.8 毫克

热量（每 100 克）

304 千焦

石榴

主要营养成分	维生素 E	维生素 C	钾
含量（每 100 克食物）与同类食物含量比较	3.72 毫克 高	8 毫克 低	231 毫克 高

防治痛风关键点

石榴含钾较多，利尿，便于尿酸排泄。而且石榴含糖量低，痛风合并糖尿病患者可以直接食用。另外，石榴还能调节人体内的水分代谢，是理想的减肥食品。

防治痛风吃法

石榴既可鲜食，又能榨汁、酿酒、泡茶。

适宜人群

适合口腔溃疡的人。儿童、便秘、有内热的人少吃。

这样搭配更健康

冰糖 + 石榴 同食可生津止渴、镇静安神。

Tips 石榴放在昏暗、阴凉处保存，可保存 1 个月。

石榴开胃饮

总嘌呤含量 < 20 毫克

原料：石榴 1 个，姜、茶叶各适量。

做法：①将石榴洗净，连皮带籽一起捣碎取汁。②姜洗净，切薄片，上火，加水煮开，然后将石榴汁倒入，待其煮沸后加入茶叶，略煮一下，离火，略凉即可。

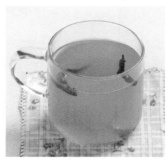

防治痛风功效：石榴含有多种氨基酸和微量元素，能助消化、软化血管、降血脂。痛风患者至少要分 3 次饮用。

杨桃

主要营养成分	膳食纤维	维生素C	钾
含量（每100克食物）	1.2 克	7 毫克	128 毫克
与同类食物含量比较	中	低	中

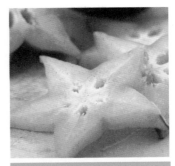

宜吃

利尿止痛，减肥瘦身

防治痛风关键点

杨桃水分多、热量低，能利尿止痛，有助体内尿酸盐的排泄。杨桃能减少机体对脂肪的吸收，降血脂、降胆固醇，能有效防治痛风合并肥胖症、高血压及心脑血管疾病。

防治痛风吃法

杨桃可生食，可直接榨汁，也可以熬汤、酿酒、制成罐头。

适宜人群

适合肺热、胃热、咽痛的人。脾胃湿寒的人少吃。

这样搭配更健康

菠菜＋杨桃 同食可防止细胞氧化，有助于抗癌、延缓衰老。

Tips 杨桃没有后熟的性质，挑选时就要挑成熟度适当的。

蛋奶炖杨桃

总嘌呤含量 < 10 毫克

原料：杨桃 150 克，鸡蛋 2 个，牛奶 200 毫升，白糖适量。

做法：①杨桃去硬边，去核，切小块，取一半放入锅中和牛奶、白糖用小火煮至糖化开，熄火放凉。②过滤，取奶液，加入鸡蛋及另一半杨桃块，用大火蒸至鸡蛋凝固。

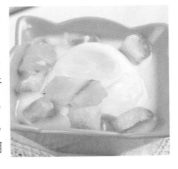

防治痛风功效：这道菜蛋白质、维生素及有机酸含量丰富，能消除疲劳感，促进食物的消化，减肥瘦身美容，适合作息不规律常熬夜的痛风患者。

每日推荐食用量

150 克

嘌呤含量（每 100 克）

1.4 毫克

热量（每 100 克）

131 千焦

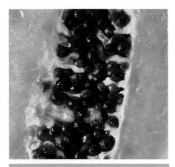

宜吃

利于尿酸
排泄

每日推荐食用量

50克

嘌呤含量（每100克）

1.6毫克

热量（每100克）

121千焦

木瓜

主要营养成分	胡萝卜素	维生素C	钾
含量（每100克食物）	870微克	43毫克	18毫克
与同类食物含量比较	高	高	低

防治痛风关键点

木瓜的维生素C含量是苹果的48倍，利于体内尿酸的排泄。

防治痛风吃法

可将木瓜煮熟，切块后榨汁，每日食用量不超过50克。

宜忌人群

适合痛风合并高脂血症患者。对木瓜过敏的人群慎食。

> **这样搭配更健康**
> 莲子＋木瓜 同食对缓解高血压、冠心病有一定的疗效。

Tips 生木瓜或半生的木瓜比较适合煲汤。

雪梨鲜奶炖木瓜

　总嘌呤含量＜20毫克　

原料：雪梨150克，木瓜200克，牛奶300毫升，蜂蜜5克。

做法：①雪梨洗净，去皮，去核、切块；木瓜洗净，去皮，去瓤，切块。②放入炖盅内，加适量水，大火烧开后改小火，加入牛奶炖半小时，待凉后调入蜂蜜即可。

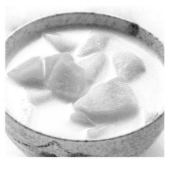

防治痛风功效：雪梨可降低血压、养阴清热；木瓜可健脾消食，降低血脂含量；牛奶含有丰富的钙、钾、镁等矿物质，有利于尿酸的溶解和排泄。

李子

主要营养成分	维生素 C	铁	钾
含量（每 100 克食物） 与同类食物含量比较	5 毫克 低	0.6 毫克 中	144 毫克 中

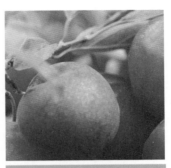

宜吃

健胃消食，清肝利水

防治痛风关键点

李子含有多种氨基酸，能清肝热、利水活血，有助于尿酸盐排出体外。另外，李子血糖生成指数低，特别适合痛风合并糖尿病患者食用。

防治痛风吃法

可直接食用，也可去核榨汁，每次服 25 毫升，每日 3 次。

适宜人群

适合食后饱胀、大便秘结的人。脾虚痰湿及小儿少吃。

> **这样搭配更健康**
> 核桃 + 李子 同食可预防贫血，刺激食欲。

Tips 李子不可多食，未熟透的李子也不要吃。

李子粥

> 总嘌呤含量 < 20 毫克

原料：李子 6 颗，大米 30 克。

做法：①将李子洗净，去梗，去核；大米淘洗干净。②将李子和大米加入砂锅中煲煮，待粥黏稠即可。

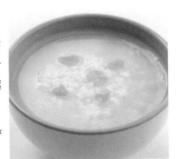

防治痛风功效：此粥养肝泻火、破瘀利水，便于体内尿酸的溶解和排泄。而且李子粥嘌呤含量低，血糖生成指数低，痛风患者可常食。

每日推荐食用量

60 克

嘌呤含量（每 100 克）

4.2 毫克

热量（每 100 克）

157 千焦

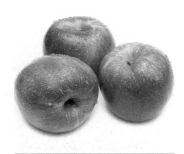

宜吃

降胆固醇，抗炎降压

每 日 推 荐 食 用 量

150克

嘌呤含量（每 100 克）

0.9毫克

热量（每 100 克）

227千焦

苹果

主要营养成分	维生素 C	钠	钾
含量（每 100 克食物）	3 毫克	1.3 毫克	83 毫克
与同类食物含量比较	高	低	中

防治痛风关键点

苹果基本不含嘌呤，还含有较多的钾，有利于平衡体内电解质。另外，苹果是降低胆固醇含量的理想食物，并发高脂血症、高血压的痛风患者宜食用。但苹果富含碳水化合物，痛风合并糖尿病患者不宜多食。

防治痛风吃法

直接食用，最好连皮一起吃，可空腹吃。煮熟吃能降血压，抗炎杀菌。

适宜人群

苹果富含钾元素，严重水肿患者可常吃一些苹果。苹果会增加饱腹感，饭前吃一个苹果能减少其他食物的进食量，从而达到减肥的目的，很适合肥胖症患者食用。

忌吃人群

苹果含糖量高，痛风患者不可一次食用过多。

这样搭配更健康

香蕉＋苹果 同吃能消食通便，还能够防止铅中毒。

Tips 苹果所释放出的乙烯有催熟其他水果的作用，所以，可将未成熟的猕猴桃或者梨放入装有苹果的塑料袋中催熟。

水果燕麦粥

总嘌呤含量 < 20 毫克

原料：燕麦片 60 克，葡萄干适量，苹果、猕猴桃各 1 个，香蕉 1 根。

做法：①葡萄干洗净；苹果洗净，切小块；猕猴桃、香蕉去皮切丁。②锅中倒水烧开，将燕麦片倒入煮粥，粥成后盛出。③将水果混入粥中即可。

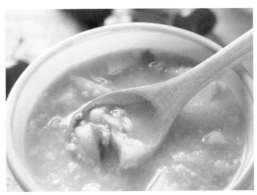

防治痛风功效：此道粥补益肠胃、除瘀消积、美容瘦身，膳食纤维和维生素 C 含量丰富，能有效减少体内的嘌呤含量，起到缓解痛风不适的作用。

苹果山楂红枣粥

总嘌呤含量 < 20 毫克

原料：苹果 1 个，干山楂 15 克，红枣 10 颗，大米 50 克。

做法：①苹果洗净后去核，切碎；山楂、大米洗净。②将洗净的苹果、山楂、红枣、大米一起放入锅中，加水煮成粥即可。

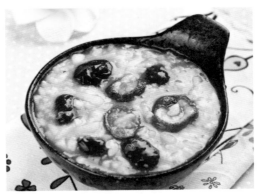

防治痛风功效：此粥具有补虚健脾、除瘀消积的功效，适用于消化不良、痛风及高血压患者。

苹果芹菜柠檬汁

总嘌呤含量 < 30 毫克

原料：苹果 200 克，粗茎芹菜、细茎芹菜各 100 克，柠檬 1/2 个。

做法：①将苹果洗净，去皮切块，和粗茎、细茎芹菜一同放入榨汁机中搅碎榨汁。②挤入柠檬汁，搅匀即可。

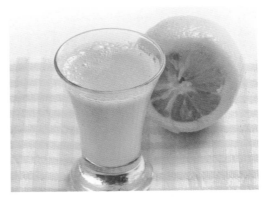

防治痛风功效：此蔬果汁富含膳食纤维和钾，能促进排便，降低血尿酸，适合痛风合并高血压患者食用。

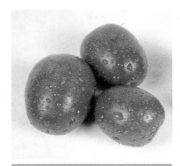

宜吃

适合痛风合并高血压患者

每 日 推 荐 食 用 量

30 克

嘌呤含量（每 100 克）

6 毫克

热量（每 100 克）

524 千焦

红枣(鲜)

主要营养成分 含量（每100克食物） 与同类食物含量比较	胡萝卜素 240 微克 高	维生素 C 243 毫克 高	钾 375 毫克 高

防治痛风关键点

红枣嘌呤含量低，所含的维生素 C 有利于尿酸的排出。红枣还含有芦丁，可以软化血管，降血压，对高血压症有防治功效，因此，对痛风合并高血压患者有益。但红枣的含糖量太高，痛风合并糖尿病患者要少食。

防治痛风吃法

可直接食用，每日最好不要超过 10 颗，还可以煲汤、煮粥、茶饮。

适宜人群

红枣对脾胃虚弱、气血亏虚、贫血消瘦有很好的防治效果。

忌吃人群

体质燥热者，不适合在月经期间喝红枣水，这可能会造成经血过多。湿盛或脘腹胀满者忌食。有宿疾、食积、便秘、脾胃虚寒者不宜多吃。糖尿病患者、龋齿、牙病作痛及痰热咳嗽患者不宜食用。

这样搭配更健康

牛奶＋红枣 可为人体提供丰富的蛋白质、脂肪、碳水化合物及多种维生素。

Tips 红枣带皮吃，膳食纤维含量高，有助于通便。

红枣枸杞子燕麦奶

总嘌呤含量 < 15 毫克

原料：红枣 5 颗，枸杞子 20 克，燕麦片 15 克，牛奶 500 毫升，白糖适量。

做法：①将枸杞子、红枣、燕麦片放入锅中，加水大火煮沸，盖上盖子转小火焖煮 5 分钟。②加入牛奶，边煮边搅拌至起泡，关火加适量白糖调味即可。

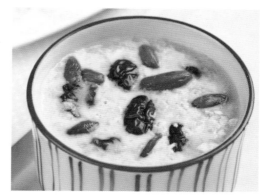

防治痛风功效：红枣养血养肝；枸杞子能降低血糖；增强体质；牛奶能补充蛋白质。这道饮品活血益肾，嘌呤含量低，但合并糖尿病的痛风患者应少量食用。

红枣桑葚粥

总嘌呤含量 < 20 毫克

原料：红枣 2 颗，桑葚、百合各 30 克，大米 100 克。

做法：①将红枣、桑葚、百合洗净后一同放入锅中，加水煎取汁液。②去渣后与淘洗干净的大米一同煮粥。

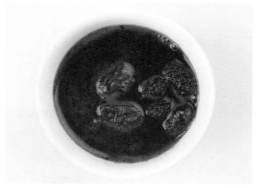

防治痛风功效：此粥有养血祛风、滋补肝肾、润肺清心、降低血尿酸的功效，而且热量和嘌呤含量都不高，很适合痛风患者食用。

红枣花生大米粥

总嘌呤含量 < 40 毫克

原料：红枣 10 颗，花生 20 克，大米 100 克，冰糖适量。

做法：①将红枣与花生洗净，置清水中浸泡 4 小时左右。②将红枣与花生连浸泡的水一起入锅中，大火煮开，小火煲 40 分钟左右。③加入洗净的大米继续熬至大米熟烂。④出锅前加入适量冰糖即可。

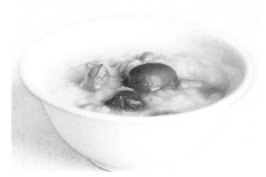

防治痛风功效：此粥能滋阴补血，强壮身体，能够帮助痛风患者恢复体力。

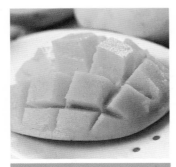

宜吃

解渴利尿，
防治高血压

每日推荐食用量

60 克

嘌呤含量（每 100 克）

2 毫克

热量（每 100 克）

146 千焦

芒果

主要营养成分	维生素 E	维生素 C	钾
含量（每100克食物）	1.21 毫克	23 毫克	138 毫克
与同类食物含量比较	中	中	中

防治痛风关键点

芒果富含维生素 C 与钾元素，能降低血液黏度，提高身体免疫力，促进尿酸盐的溶解和排泄，其嘌呤含量又很低，适合痛风并发高血压患者食用。

防治痛风吃法

可直接食用，也可切块榨汁。

适宜人群

适合咳嗽、痰多的人。糖尿病患者少吃。

这样搭配更健康

鸡肉＋芒果　有补脾胃、益气血、生津液的功效。

Tips｜ *大量进食芒果，皮肤会发黄。*

芒果茶

总嘌呤含量＜ 15 毫克

原料：芒果 250 克，白糖 10 克，绿茶 1 克。

做法：①将芒果洗净，去皮，去核，留其果肉，切成不规则小块；绿茶略用开水冲洗一下，备用。②锅中放入芒果块，并加水煮沸约 3 分钟后，加入绿茶与白糖调味即可。

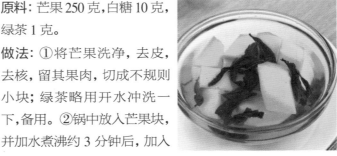

防治痛风功效：芒果富含维生素 C，能降低胆固醇、甘油三酯，有利小便的功效，适合痛风合并高血压患者食用。

梨

主要营养成分	膳食纤维	维生素 E	维生素 C
含量（每 100 克食物）	2.6 克	0.46 毫克	5 毫克
与同类食物含量比较	高	中	低

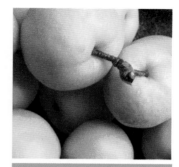

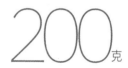

有助于缓解痛风症状

每日推荐食用量

200克

嘌呤含量（每 100 克）

1.1毫克

热量（每 100 克）

211千焦

防治痛风关键点

梨多汁多水，急性发作期及缓解期的痛风患者均适合食用，有助于缓解痛风症状，还可预防风湿病和关节炎。但梨所含糖分比较多，痛风合并糖尿病患者食用时应适量。

防治痛风吃法

可直接食用、可榨汁，还可煮熟来吃。梨不宜与蟹同食。

适宜人群

适合咽喉不适、有痰的人。胃炎及糖尿病患者少吃。

这样搭配更健康
核桃 + 梨 同食对治疗百日咳有显著疗效。

Tips 消化功能不好的人不要一次吃太多的梨。

雪梨三丝

总嘌呤含量 < 20 毫克

原料：雪梨、西芹各 50 克，海蜇头 100 克，香油、盐各适量。

做法：①将海蜇头用水泡 3 小时后，洗净，切丝；雪梨去皮，切丝；西芹洗净，切丝。②将西芹丝、雪梨丝和海蜇丝一同放入大碗中，放入香油、盐搅拌均匀即可。

防治痛风功效：此菜富含钾、碘和膳食纤维，有助于体内尿酸的排出，另外雪梨、海蜇和西芹的嘌呤含量都很低，很适合痛风患者食用。

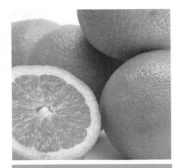

宜吃

预防痛风
结石

每日推荐食用量

250克

嘌呤含量（每 100 克）

3毫克

热量（每 100 克）

202千焦

橙子

主要营养成分	膳食纤维	维生素 C	钾
含量（每 100 克食物）	0.6 克	33 毫克	159 毫克
与同类食物含量比较	低	高	中

防治痛风关键点

橙子富含维生素 C、钾，能促进尿酸盐的溶解，从而不易形成结石。橙子能增加机体抵抗力，增加毛细血管的弹性，降低血液中的胆固醇。能预防痛风合并高血压、高脂血症。

防治痛风吃法

可直接食用，也可榨汁或与其他食材搭配做成菜肴。

适宜人群

适合积食、口渴、醉酒的人。糖尿病患者需忌食。

这样搭配更健康

樱桃 + 橙子　同食能帮助痛风患者预防胆结石。

Tips　吃完橙子应及时刷牙漱口，以免对口腔和牙齿造成损害。

橙子柠檬蜂蜜茶

总嘌呤含量 < 10 毫克

原料：橙子 1 个，柠檬 1 个，冰糖、蜂蜜各适量。

做法：①橙子取果肉；柠檬洗净，切片。②将橙子果肉、柠檬片一起加水浸泡 24 小时。③所有材料放入砂锅中，煮开，加适量冰糖，汁水浓稠时关火。④冷却后加入适量蜂蜜即可。

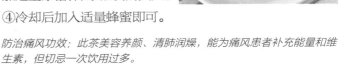

防治痛风功效：此茶美容养颜、清肺润燥，能为痛风患者补充能量和维生素，但切忌一次饮用过多。

葡萄

主要营养成分	维生素 E	维生素 C	钾
含量（每100克食物）	0.86 毫克	4 毫克	127 毫克
与同类食物含量比较	低	中	低

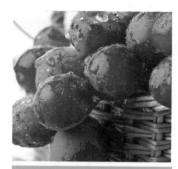

宜吃

防治痛风关键点

葡萄嘌呤含量低，含水量高，具有利尿功效，能减少血液内尿酸的含量。葡萄籽富含生物类黄酮、花青素与前花青素，可促进血液循环，利于尿酸排泄而且具有抗组织发炎的功效。

防治痛风吃法

可直接食用，也可榨汁。

宜忌人群

适合痛风、肾炎、水肿患者。痛风合并糖尿病患者应慎吃。

> **这样搭配更健康**
> 莲藕＋葡萄 二者搭配榨汁，具有利尿消肿的作用。

Tips 葡萄一定要彻底清洗干净再食用。

牛奶葡萄汁

总嘌呤含量＜10 毫克

原料：葡萄 250 克，牛奶 250 毫升。

做法：①将葡萄洗净，去皮。②将葡萄肉放入榨汁机中，加入牛奶，搅打成汁即可。

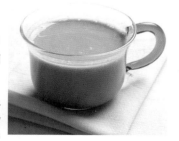

防治痛风功效：葡萄是一种低嘌呤食物，与富含蛋白质且嘌呤含量很低的牛奶一起做成水果汁，能强身健体，降低血尿酸，缓解痛风症状。

低嘌呤的好食材

每 日 推 荐 食 用 量

100 克

嘌呤含量（每 100 克）

0.9 毫克

热量（每 100 克）

185 千焦

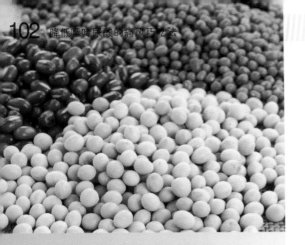

豆类及豆制品

豆类及其制品的蛋白质含量很高，而且含有五谷杂粮中较为缺乏的赖氨酸，被称为"植物肉"。豆类的脂肪多为不饱和脂肪酸，而且所含的亚油酸和磷脂，能防治冠心病、高血压、动脉粥样硬化等症。常食豆类，还可减肥消脂，增强抗病能力。然而，豆类及其制品因嘌呤含量较高，对于痛风患者来说，就要归入限制级别了。

豆类加工后嘌呤含量会降低： 日常生活中，经常会把干豆泡发，炖煮了吃或者炒菜、拌菜吃，制成豆干等大豆制品或者打豆浆喝。以 100 克的干大豆换算，差不多相当于 300 克的煮黄豆、200 克的豆腐干、300 克的北豆腐、2 升的豆浆！最重要的是，除了豆浆以外，豆腐、豆干的制作过程中会除去大量的水分，易溶于水的嘌呤也就被大量除去了。

食用时应相对地减少肉类的量： 痛风缓解期患者及高尿酸人群，食用大豆及大豆制品时，首先应先注意减少肉类的量，并替换成吃 20 克左右的大豆或按比例换算的大豆制品，但是一定不要大量地喝浓豆浆。

痛风禁食、少食的 9 种豆及豆制品

豆类的嘌呤含量普遍过高，痛风患者还是禁食为宜。有些豆制品，虽然嘌呤含量较之豆类有所降低，但也只适合痛风缓解期适量食用，痛风急性发作期一定要禁食。

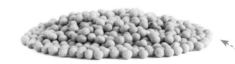

大豆

嘌呤含量：116.5 毫克 /100 克

大豆中含有类黄酮，有预防心脏病、抗癌等功效。大豆中富含钙、磷、钾和硼元素，可以对更年期骨质疏松起到良好的防治效果。但大豆的嘌呤含量过高，很容易使摄入的嘌呤含量超标，所以痛风患者食用时应注意量。

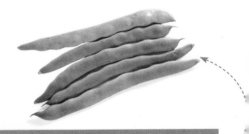

扁豆

嘌呤含量：18 毫克 /100 克

扁豆含有的血细胞凝集素，有显著的消退肿瘤的作用。还含有多种矿物质元素及丰富的维生素，常食能健脾利湿、消暑消肿、补虚补血。但扁豆蛋白质含量高，食用会加重尿酸生成，痛风患者缓解期应少食。

青豆

嘌呤含量：27 毫克 /100 克

青豆含有氨基酸、膳食纤维，能增强机体抗病能力。青豆富含不饱和脂肪酸，有助于保持血管弹性，保持血压稳定。青豆所含的磷脂，有健脑益智、消除疲劳的功效。但青豆属中嘌呤食物，痛风患者应限量食用。

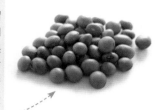

红豆

嘌呤含量：53.2 毫克 /100 克

红豆富含钾，含有较多的皂角苷，具有良好的利尿消肿功效，能防治肾炎。但红豆的嘌呤含量相对较高，痛风患者应少量食用。

黑豆

嘌呤含量：137.4 毫克 /100 克

黑豆高蛋白、低热量，不含胆固醇，适合高脂血症、高血压、肥胖症患者食用。黑豆富含钾，能促进水钠平衡，有助降低血压。但黑豆不宜消化，消化不良者需慎食。黑豆嘌呤含量高，痛风患者要少食。

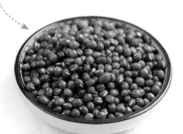

豆浆

嘌呤含量：27.8 毫克 /100 克

豆浆富含植物蛋白质、不饱和脂肪酸，能强身壮体，降血压，减少脂肪的堆积。其所含的多种矿物质，能够调节体内水盐平衡，从而保持血压、血脂及尿酸盐含量的稳定。但豆浆嘌呤含量不低，痛风患者要注意饮用量。

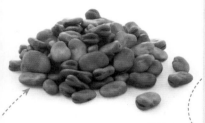

蚕豆

嘌呤含量：25~150 毫克 /100 克

蚕豆热量低，不含胆固醇，且钾含量高，有助于体内电解质的平衡，也能有效预防高血压、高脂血症等。蚕豆嘌呤含量较高，痛风急性发作期要禁食，缓解期要少食。

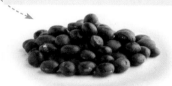

绿豆

嘌呤含量：75.1 毫克 /100 克

绿豆的钾含量很高，是钠的 200多倍，有很好的降血压、降血糖的功效。但绿豆嘌呤含量稍高，痛风缓解期患者食用时要少量，急性发作期应禁食。

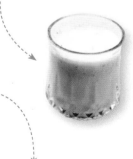

芸豆

嘌呤含量：137.4 毫克 /100 克

芸豆富含蛋白质，能提高人体免疫力，促进脱氧核糖核酸的合成，从而减少游离的嘌呤含量。芸豆是难得的高钾、高镁、低钠食品，也有助于治疗高脂血症、动脉硬化等病症。但芸豆嘌呤含量高，痛风患者要少吃。

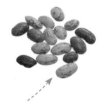

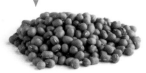

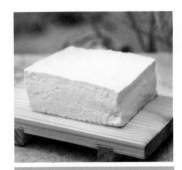

宜吃

补中益气，清理肠胃

每日推荐食用量

60 克

嘌呤含量（每 100 克）

55.5 毫克

热量（每 100 克）

351 千焦

豆腐

主要营养成分	维生素 E	钙	钾
含量（每 100 克食物）	5.79 毫克	78 毫克	118 毫克
与同类食物含量比较	中	高	低

防治痛风关键点

嘌呤具有亲水性，在制作豆腐的过程中，部分嘌呤会随着黄浆水流走，豆腐的嘌呤含量会大大降低。但豆腐仍属中嘌呤食物，痛风缓解期要少食，急性发作期要忌食。

防治痛风吃法

可煎、炸、清炖、凉拌。烹调前可用盐水将豆腐焯一下。

适宜人群

适合体热、便秘、肥胖者。胃寒、易腹泻、腹胀、脾虚者少食。

这样搭配更健康
羊肉＋豆腐　二者搭配同食可避免上火。

Tips 食用豆腐时可相应减少肉类的摄入。

菠萝煎豆腐

总嘌呤含量＜ 70 毫克

原料： 豆腐 100 克，菠萝 50 克，青椒 20 克，番茄酱、盐、葱花、姜末各适量。

做法： ①豆腐洗净，切块，煎至表面金黄；菠萝切块，用淡盐水浸泡 10 分钟；青椒去蒂，洗净，切块。②放番茄酱略翻炒后，放所有食材翻炒，加盐即可。

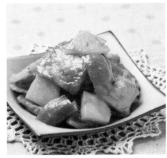

防治痛风功效：豆腐低脂、低糖，有助于减肥，对于控制血尿酸水平和缓解痛风，可以起到很好的辅助作用。

豆腐干

主要营养成分	钙	钠	钾
含量（每100克食物）	447 毫克	329 毫克	137 毫克
与同类食物含量比较	高	低	低

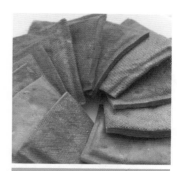

宜吃

补充钙质，增强抗病能力

每 日 推 荐 食 用 量

60克

嘌呤含量（每 100 克）

66.5毫克

热量（每 100 克）

823千焦

防治痛风关键点

豆腐干钙含量很高，能够保护骨骼的生长。另外，豆腐干所含的皂苷能有效清除体内自由基，使抗病能力增强。但豆腐干嘌呤含量较高，痛风患者不宜多吃。

防治痛风吃法

可直接食用、凉拌、炒制，还能加入汤粥中。

适宜人群

适合体虚气虚、肥胖症患者和糖尿病、高血压、肾病患者。

这样搭配更健康
芹菜＋豆腐干 同食可清热解毒，润肠通便。

Tips 食用豆腐干前，可先用水焯一下，能减少其嘌呤含量。

炒干丝

总嘌呤含量 < 80 毫克

原料：豆腐干 100 克，青椒、红椒各 50 克，蒜蓉、酱油、盐各适量。

做法：①豆腐干焯水，切条；红椒、青椒切条。②油锅爆香蒜蓉，放豆腐干炒透，放入红椒条、青椒条炒匀。③加盐、酱油至汁干即可。

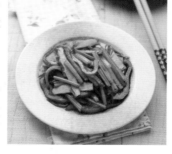

防治痛风功效：豆腐干富含大豆蛋白、钙质、磷脂，可降血压，适合痛风合并高血压患者。但豆腐干属于中等嘌呤含量食物，食用时应适量。

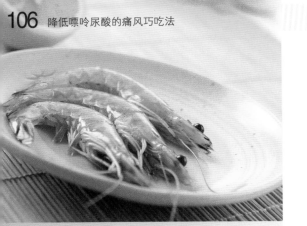

水产类

水产品包括鱼、虾、蟹、贝，种类繁多，营养丰富，不仅能提供人体所需的蛋白质、矿物质和维生素，还可增强痛风患者的免疫力。但是这类食物大多含有较高的嘌呤，痛风急性发作期最好不要食用，缓解期则应定量吃鱼肉类食物，但严禁一次摄入过多。另外，痛风患者需要注意以下几点。

要吃对，还要控制量： 海蜇、海参的嘌呤含量很低，即使在痛风急性发作期也可适量食用。而在痛风缓解期，痛风患者的选择更多，鲈鱼、鲤鱼等均可适量食用。

不要空腹吃鱼： 绝大多数的鱼富含嘌呤，如果空腹大量摄入鱼肉，对嘌呤吸收会比吃混合食物要多，人体酸碱平衡就会失调，容易诱发痛风或加重痛风患者的病情。

怎么吃能减少嘌呤含量： 鱼肉、海鲜大多含有较高嘌呤，应煮沸后弃汤再食用，并且避免吃炖肉或卤肉，涮肉后的汤不能喝。另外，吃鱼时，最佳的烹饪方法是清蒸或清炖，不提倡生吃和煎炸的做法。

痛风禁食的 9 种水产

水产类食物大部分富含嘌呤，而痛风则是因为人体内嘌呤代谢异常所致，所以痛风患者无论是处于急性发作期还是缓解期，都应控制嘌呤含量高的食物，其中以下 9 种高嘌呤水产食物，痛风患者一定要禁食。

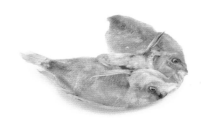

鱼干

嘌呤含量：1538.9 毫克 /100 克

鱼干的蛋白质含量超过 45%，是补充蛋白质的理想食品，但鱼干热量较高，脂肪含量也不低，多吃对减肥不利。而且鱼干含盐高，不利于血压和血糖的平稳，还含有致癌物亚硝酸盐。另外，鱼干的嘌呤含量非常高，痛风患者忌食。

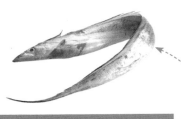

带鱼

嘌呤含量：391.6 毫克 /100 克

带鱼的脂肪含量高于一般鱼类，且多为不饱和脂肪酸，具有降低胆固醇的作用。常吃带鱼还有养肝补血、泽肤养发、健美的功效。但带鱼的嘌呤含量过高，痛风患者不宜食用。

沙丁鱼

嘌呤含量：295 毫克 /100 克

沙丁鱼含大量的钙质，能维持骨骼发育，保证骨骼强健。沙丁鱼还有促进大脑发育的作用。不过沙丁鱼的嘌呤含量过高，痛风患者食用后会增高血尿酸值，容易诱发关节痛。

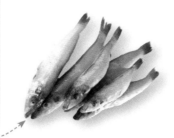

草虾

嘌呤含量：162.2 毫克 /100 克

虾有很多种，其平均嘌呤含量为 137.7 毫克 /100 克，可谨慎食用。但草虾嘌呤含量达到 162.2 毫克 /100 克，痛风患者最好不要食用。

蛤蜊

嘌呤含量：316 毫克 /100 克

蛤蜊肉质鲜美，是高蛋白、高微量元素、少脂肪的贝类食物。蛤蜊的 24- 亚甲基胆固醇，具有降低血清胆固醇的作用，从而使体内胆固醇下降。但蛤蜊嘌呤含量很高，痛风患者要禁食。

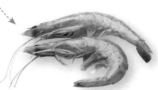

三文鱼

嘌呤含量：250 毫克 /100 克

三文鱼被誉为"水中珍品"，其丰富的不饱和脂肪酸能降低血脂和血胆固醇含量；其含有的"虾青素"，是一种非常强的抗氧化剂，能清除体内氧自由基；三文鱼还有增强脑功能、防止老年痴呆和预防视力减退的功效。不过三文鱼嘌呤含量高，不适合痛风患者食用。

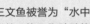

淡菜

嘌呤含量：≥150 毫克 /100 克

淡菜能促进机体新陈代谢，消除疲劳，强健身体，被称为"海中鸡蛋"。不过，淡菜嘌呤含量过高，且一次容易食用过量，痛风患者不宜食用。

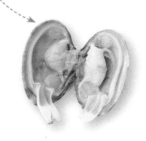

牡蛎

嘌呤含量：239 毫克 /100 克

牡蛎能降低血液中胆固醇的含量，从而达到降脂的目的。但牡蛎嘌呤含量很高，不适宜痛风患者食用。

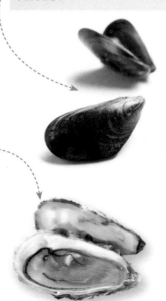

干贝

嘌呤含量：390 毫克 /100 克

干贝的蛋白质含量要高于鸡肉、牛肉和虾肉，矿物质含量也在鱼翅、燕窝之上，能滋阴润燥、调中补肾，保养五脏。一般人都可以食用，但量不能过多，以免影响胃肠消化功能，同时，痛风患者要禁食干贝。

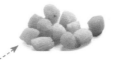

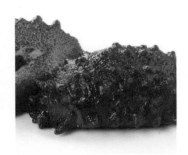

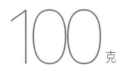

海参

主要营养成分	胆固醇	钙	镁
含量（每100克食物）	51克	285毫克	149毫克
与同类食物含量比较	低	高	高

宜吃

补钙，利尿，增强免疫力

每日推荐食用量

100克

嘌呤含量（每100克）

4.2毫克

热量（每100克）

326千焦

防治痛风关键点

海参内含的海参蛋白能生血养血，促进钙质吸收，是天然的补钙佳品，可防治骨质疏松。海参所含有的酸性黏多糖和硫酸软骨素，能延缓肌肉衰老，增强机体免疫力，还能调节人体水分平衡，利于尿酸的排泄。海参的嘌呤含量很低，是痛风并发高脂血症、糖尿病患者不错的选择。

防治痛风吃法

海参可凉拌、煮粥、炒食、红烧和煲汤。夏天进补的最好方法是凉拌。购买海参时要选择干燥的，以免变质。烹调海参时不宜加醋。

适宜人群

海参能消除疲劳，预防皮肤衰老，清除体内过量的自由基，适合内分泌失调的女性。海参低脂肪、低胆固醇，适合高血压、冠心病、肝炎患者及老年人食用。

忌吃人群

海参性滑利，患急性肠炎、菌痢、感冒、咳痰、气喘及脾胃虚弱、经常腹泻者忌食。

这样搭配更健康

木耳＋海参 可滋阴养血、润燥滑肠，适合大便燥结者。

Tips 海参水发时忌沾油、碱、酸。

海参木耳小豆腐

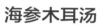

原料： 海参 100 克，干木耳 5 克，胡萝卜、芦笋、豆腐各 20 克，葱末、姜末、盐、水淀粉各适量。

做法： ①海参洗净，氽熟；干木耳泡发，切碎；胡萝卜、豆腐洗净，切丁；芦笋去皮，切丁，焯熟。②锅热倒油少许，煸香葱末、姜末，放入海参、木耳碎、胡萝卜丁、芦笋丁和豆腐丁，略翻炒后，加入少许汤，加盐，最后加水淀粉勾芡出锅即可。

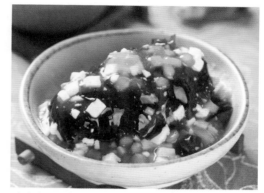

防治痛风功效：这道菜补血养精，滋阴补肾，补钙强身，增强免疫力，还能延缓衰老。另外，此菜嘌呤含量不高，营养也很丰富，适合痛风患者食用。

海参木耳汤

总嘌呤含量< 20 毫克

原料： 海参 50 克，干木耳 5 克，黄瓜 100 克，香油、盐、葱、姜各适量。

做法： ①海参洗净，切成长条；干木耳泡发，撕小朵；黄瓜洗净，切片；葱切成葱花；姜切末。②将所有食材倒入砂锅煲汤，煲 30~50 分钟后，放入香油、盐和姜末，煲 5 分钟后，出锅装盘撒上葱花即可。

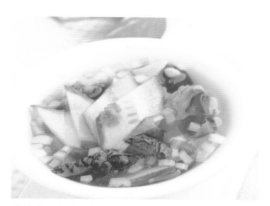

防治痛风功效：海参、木耳和黄瓜的嘌呤含量都很低，而且总热量不高，很适合痛风合并肥胖症、高脂血症患者食用。

海参豆腐煲

总嘌呤含量< 100 毫克

原料： 海参、肉丸、胡萝卜各 50 克，豆腐 30 克，葱、姜、盐、酱油、料酒各适量。

做法： ①剖开海参，洗净，以沸水加料酒和姜片去腥，冲凉后切段；豆腐切块；胡萝卜洗净，切片；葱切丝；姜切片。②海参放锅内加清水，放入葱丝、姜片、盐、酱油煮沸，加入肉丸和豆腐块、胡萝卜片煮熟即可。

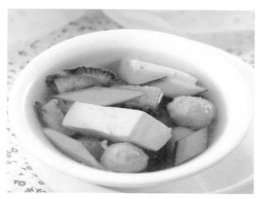

防治痛风功效：此菜品能帮助消化、增强食欲，能为身体提供所需营养，适合痛风缓解期适量食用。

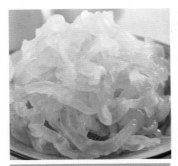

宜吃

适合痛风合并高血压患者

每日推荐食用量

100 克

嘌呤含量（每 100 克）

9.3 毫克

热量（每 100 克）

138 千焦

海蜇皮

主要营养成分	钙	钠	钾
含量（每 100 克食物）	150 毫克	325 毫克	160 毫克
与同类食物含量比较	低	高	高

防治痛风关键点

海蜇皮的嘌呤含量低，含有多种营养成分，其中的活性肽有降压作用，另外其含有一种类似乙酰胆碱的物质，可扩张血管，能降低血压。海蜇皮脂肪含量很低，痛风患者食用可减肥瘦身。另外，海蜇皮是补碘的理想食材，碘参与能量代谢，促进体格和神经系统发育，是不可缺少的"智慧元素"。

防治痛风吃法

海蜇皮以凉拌为主。新鲜海蜇含水多，皮体较厚，还含有毒素，不可直接食用。

适宜人群

从事纺织、粮食加工等与粉尘接触较多的人应常吃海蜇皮，可以去积尘、洗肠胃。海蜇皮含有类似于乙酰胆碱的物质，能扩张血管、降血压，适合高血压患者食用。

忌吃人群

海蜇皮性凉，脾胃虚寒者不宜食用。另外，海蜇皮富含碘，甲状腺功能亢进者食用，会加重病情。

这样搭配更健康

荸荠 + 海蜇皮　二者搭配，可清热生津、滋养胃阴。

芝麻 + 海蜇皮　芝麻富含脂肪、蛋白质和多种维生素，与海蜇皮同食，可提供全面而丰富的营养，还可润肠通便。

Tips | 海蜇忌与白糖同腌，否则不能久藏。

海蜇皮拌双椒

总嘌呤含量 < 30 毫克

原料： 海蜇皮 100 克，青椒、红椒各 20 克，姜丝、盐、白糖、香油各适量。

做法： ①海蜇皮洗净、切丝，温水浸泡后沥干；青椒、红椒分别洗净、切丝备用。②青椒丝、红椒丝拌入海蜇丝，加姜丝、盐、白糖、香油拌匀即可。

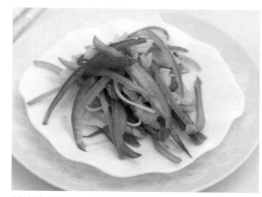

防治痛风功效：海蜇皮含碘丰富，能促进神经发育，而且此菜的嘌呤含量很低，热量也不高，痛风合并肥胖症患者可经常食用。

凉拌海蜇皮

总嘌呤含量 < 30 毫克

原料： 海蜇皮 200 克，黄瓜 50 克，醋、盐、香油、甜椒各适量。

做法： ①将海蜇皮浸泡 8 小时，洗净，切丝，热水略烫，沥干放凉；黄瓜、甜椒洗净，切丝。②把醋、盐、香油调成小料。③海蜇皮装盘，撒黄瓜丝和甜椒，最后浇上小料即可。

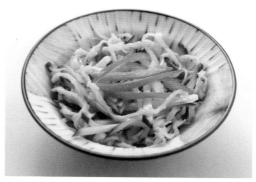

防治痛风功效：这道菜能为机体补充碘元素，也可防治阴虚肺燥、高血压、大便燥结等症，适合痛风合并高血压患者食用。

白萝卜拌海蜇皮

总嘌呤含量 < 20 毫克

原料： 海蜇皮、白萝卜各 100 克，葱、白糖、盐、香油、红椒丝各适量。

做法： ①将白萝卜洗净，切成细丝，用盐腌一下，待出水后滤去水分；海蜇皮切丝，先用凉水冲洗，或再用冷开水漂清，挤干，与白萝卜、红椒丝放碗内散开；葱切成葱花。②炒锅上火，放香油烧热，放入葱花炸香，滤出葱油趁热倒入碗内，加白糖、盐拌匀即可。

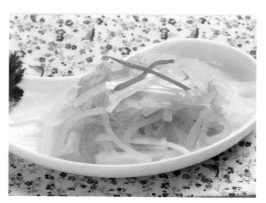

防治痛风功效：白萝卜和海蜇皮含嘌呤成分很少，痛风合并高脂血症患者可以长期食用。

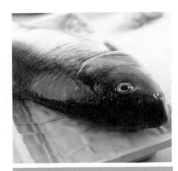

宜吃

清肿利尿

鲤鱼

主要营养成分	蛋白质	胆固醇	钾
含量（每100克食物） 与同类食物含量比较	17.6 克 中	84 克 高	334 毫克 低

防治痛风关键点

鲤鱼钾含量高，钠含量低，有助于体内电解质平衡，使尿酸盐容易溶解，并增加排出量。但鲤鱼嘌呤含量高，痛风患者要少食、慎食。

防治痛风吃法

清蒸、红烧、煮汤均可。用盐水浸泡或涂些黄酒可去腥味。

适宜人群

适合水肿者食用。慢性肾功能不全及蛋白过敏者慎食。

每日推荐食用量

100克

嘌呤含量（每100克）

137.1毫克

热量（每100克）

456千焦

这样搭配更健康

莲藕 + 鲤鱼 同食可帮助痛风合并糖尿病患者调节血糖。

Tips 可用淘米水擦洗鱼，洗得干净，手也不至于太腥。

五香鲤鱼

总嘌呤含量 < 300 毫克

原料：鲤鱼中段 200 克，盐、酱油、料酒、白糖、姜片、葱段、八角、桂皮各适量。

做法：①鲤鱼中段洗净，切块，放盐、料酒、酱油腌 30 分钟后，炸至金黄。②爆香葱段、姜片、八角、桂皮，加入炸鱼块，加水、酱油、白糖炖熟即可。

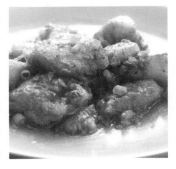

防治痛风功效：鲤鱼能消水肿，利小便，也能清热解毒，增强身体抵抗力。但因其嘌呤含量较高，痛风患者要少量食用。

鲈鱼

主要营养成分	蛋白质	镁	钙
含量（每100克食物）	18.6 克	37 克	138 毫克
与同类食物含量比较	高	低	低

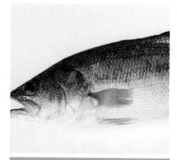

宜吃

营养健脑，补身降脂

防治痛风关键点

鲈鱼含有的不饱和脂肪酸，能降低体内血脂，清理血栓，还能补脑健脑，减缓关节炎引起的不适。但鲈鱼为中嘌呤食物，适合痛风缓解期适量食用，急性发作期忌食。

防治痛风吃法

鲈鱼肉为蒜瓣形，最宜清蒸、红烧或炖汤。

适宜人群

适合肝肾不足者、安胎的孕妇。皮肤病、疮肿患者少食。

这样搭配更健康

南瓜＋鲈鱼 同食可辅助预防感冒。

Tips 杀鲈鱼时应将鳃夹骨斩断，倒吊放血，可保证肉质洁白。

清蒸鲈鱼

总嘌呤含量＜150 毫克

原料：鲈鱼 200 克，姜丝、葱丝、盐、料酒、蒸鱼豉油各适量。

做法：①鲈鱼洗净，两面划几刀，抹匀盐和料酒后腌 5 分钟。②鲈鱼铺在蒸盘上，葱丝、姜丝铺在鲈鱼身上，蒸 15 分钟后，将鱼盘中的水倒净，淋蒸鱼豉油，再蒸 3 分钟即可。

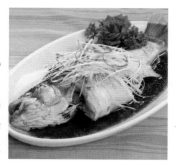

防治痛风功效：鲈鱼肉质白嫩，常食可滋补健身，是增加营养又不会长胖的美食。鲈鱼属于中嘌呤食物，痛风患者应限量食用。

每日推荐食用量

100 克

嘌呤含量（每 100 克）

70 毫克

热量（每 100 克）

439 千焦

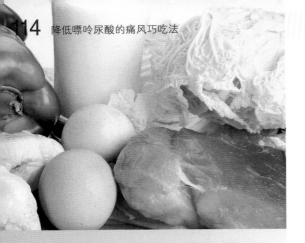

肉、蛋、奶类

肉类可以给人体提供动物类蛋白质，从而提高机体免疫力和修复力，但是肉类含饱和脂肪酸和胆固醇较高，且嘌呤含量比较高，痛风患者吃肉应该有所限制。不过幸好还有蛋类和牛奶为痛风患者提供蛋白质，它们的嘌呤含量非常低，而且营养丰富，痛风患者每日 1 个鸡蛋、2 杯牛奶就可满足身体的需求，即使荤菜吃得少，也不会营养不良。

巧烹饪，减嘌呤： 嘌呤易溶于水，在食用前将肉类切片、汆水，可以极大地降低肉类的嘌呤含量，并且不会过多损失肉类中含有的蛋白质等主要营养成分。

肉、蛋、奶吃多少： 痛风患者若将每餐摄入的嘌呤控制在 50 毫克以下，换算成肉类大致为：鸡胸肉 25 克、猪肉 35 克、牛羊肉 45 克、鸡蛋每天 1 个、低脂或脱脂牛奶 250～500 毫升。

肉、蛋、奶怎么吃： 早餐为脱脂牛奶和全谷类主食，午餐和晚餐为主食和适量肉类或蛋类。另外，痛风患者最好不吃加工肉制品，如香肠、火腿、午餐肉，也尽量不吃烧烤和熏制、腌制的肉类。

痛风禁食、慎食的 10 种肉、奶类

痛风患者都需要限量食用肉类，含有较多胆固醇和嘌呤的动物内脏就要被列入黑名单了。另外，酸奶、奶油类不利于痛风患者的食物也需要慎食。

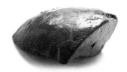

猪肝

嘌呤含量：229.1 毫克 /100 克

猪肝含铁丰富，能补血养血，还含有丰富的维生素 A，可保护视力。猪肝有一般肉类没有的维生素 C 和微量元素硒，可抗氧化，增强人体免疫力。但猪肝的嘌呤含量过高，痛风患者不宜食用。

牛肝

嘌呤含量：196.5 毫克 /100 克

牛肝有养血、补肝、明目的功效，能防治血虚体虚。但牛肝的嘌呤含量过高，很容易使摄入的嘌呤含量超标，所以痛风患者不宜食用。

猪小肠

嘌呤含量：262.2 毫克 /100 克

猪小肠含钙、镁、铁等人体必需的矿物质，但它的胆固醇含量较高，而且嘌呤含量也过高，所以痛风患者不宜食用。

鸭肝

嘌呤含量：301.5 毫克/100 克

鸭肝含铁丰富，适量食用会使皮肤红润。鸭肝也富含维生素 B_2，在细胞增殖及皮肤生长中发挥着作用。鸭肝的钾含量高，有助于体内电解质平衡。但鸭肝的嘌呤含量过高，痛风患者不宜食用。

酸奶

嘌呤含量：7 毫克/100 克

酸奶比牛奶营养更全面，更易被人体消化和吸收。不过，酸奶富含的乳酸不利于尿酸盐的溶解和排泄，乳酸菌也使嘌呤含量增高，痛风患者应慎食。

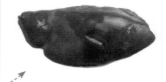

猪脾

嘌呤含量：516 毫克/100 克

猪脾有健脾胃、助消化的功效，能治脾胃虚热、气弱，不消化。但猪脾嘌呤含量过高，很容易使摄入的嘌呤量超标，所以痛风患者不宜食用。

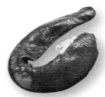

奶油

嘌呤含量：0-25 毫克/100 克

奶油的嘌呤含量非常低，而且富含维生素 A，有抗氧化、清除体内自由基的功效，还可以避免细胞受损而减少游离的嘌呤含量。但奶油高脂肪高热量，并发肥胖症、高脂血症的痛风患者要少食。

牛肾

嘌呤含量：213 毫克/100 克

牛肾是一种低脂肪、低热量的食材，能补肾气、益精气。现代研究表明，牛肾所含的蛋白酶能升高血压，而且牛肾嘌呤含量高，胆固醇含量也高，不适合痛风患者食用。

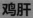

鸡肝

嘌呤含量：293.5 毫克/100 克

鸡肝含有丰富的营养物质，是理想的补血佳品，能为人体补充蛋白质、铁、维生素 A 及维生素 B_2，能补血虚，明双目，强中益气。但鸡肝的嘌呤含量过高，很容易使摄入的嘌呤量超标，所以痛风患者不宜食用。

猪肺

嘌呤含量：434 毫克/100 克

猪肺脂肪含量低，常食不易发胖，也因其有补虚、止咳、止血之功效，常用于辅助治疗肺虚咳嗽、久咳、咳血等肺部疾病。但猪肺嘌呤含量高，胆固醇含量也高，所以不适合痛风患者食用。

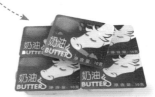

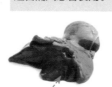

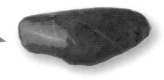

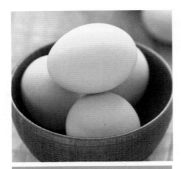

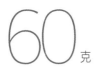

鸡蛋

主要营养成分	蛋白质	钠	钾
含量（每100克食物）	13.3 克	131.5 毫克	154 毫克
与同类食物含量比较	中	中	中

防治痛风关键点

鸡蛋几乎含有人体必需的所有营养物质，如蛋白质、脂肪、卵磷脂、维生素和铁、钙、钾，被人们称作"理想的营养库"。另外，未受精的鸡蛋其实只是一个细胞，只有一个细胞核，所以含嘌呤的量很少，完全适合痛风患者食用。但蛋黄的胆固醇较高，每天吃一个鸡蛋即可。

防治痛风吃法

鸡蛋可做成水煮蛋、鸡蛋羹、炒鸡蛋，也是常见的配菜。就营养的吸收和消化率来讲，煮蛋为 100%，炒蛋为 97%，嫩炸为 98%，老炸为 81.1%，开水、牛奶冲蛋为 92.5%，生吃为 30%~50%。

适宜人群

蛋黄所含的油酸，对预防心脏病有益，所含的卵磷脂可降低胆固醇。

忌吃人群

感冒发高热、腹泻、肝炎、肾功能衰竭及对鸡蛋白过敏患者要忌吃鸡蛋。高血压、高血脂、冠心病、胆囊炎患者要少吃蛋黄。

宜吃

低嘌呤，高蛋白，营养棒

每日推荐食用量

60 克

嘌呤含量（每 100 克）

6.3 毫克

热量（每 100 克）

602 千焦

这样搭配更健康

西红柿 + 鸡蛋　二者同食，可以保护血管，降血压。

Tips 煮鸡蛋时经常会出现蛋壳破裂，煮蛋的基本要领是"开水煮冷蛋"。

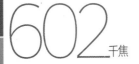

胡萝卜炒鸡蛋

总嘌呤含量＜ 20 毫克

原料： 胡萝卜 100 克，鸡蛋 1 个，盐适量。

做法： ①鸡蛋磕入碗中，打散；胡萝卜洗净，切丝。②油锅烧热，翻炒至鸡蛋定形，盛出备用。③锅中倒适量植物油，烧热后放入胡萝卜丝，炒三四分钟后倒入炒过的鸡蛋，加适量盐翻炒均匀即可。

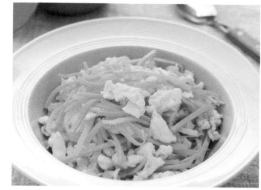

防治痛风功效：鸡蛋与胡萝卜同炒，可以使胡萝卜中的胡萝卜素更易于吸收。这道菜嘌呤含量和热量均不高，痛风患者可经常食用。

榨菜鸡蛋

总嘌呤含量＜ 25 毫克

原料： 榨菜 60 克，鸡蛋 3 个，辣椒 1 根，盐适量。

做法： ①榨菜浸泡 1 夜，洗净，切成丁；辣椒洗净，去籽，切成丁。②辣椒和榨菜一起放入碗中，打入鸡蛋，加少许盐，搅匀。③油锅烧热，放入搅好的蛋液，翻炒直至鸡蛋成形即可。

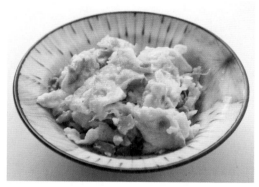

防治痛风功效：这道菜健脾开胃、补气填精，有助于减肥，还能缓解酒后不适及晕车、晕船症状。鸡蛋的胆固醇较高，痛风合并高脂血症患者应适量食用。

胡萝卜鸡蛋炒饭

总嘌呤含量＜ 90 毫克

原料： 米饭 250 克，鸡蛋 1 个，胡萝卜、青菜各 20 克，葱、盐各适量。

做法： ①胡萝卜洗净，切丁；青菜洗净，切碎；鸡蛋打成蛋液；葱切末。②油锅烧热，放鸡蛋液炒散成块，盛出。③另起油锅烧热，放葱末煸香，加入胡萝卜丁、青菜碎、鸡蛋块翻炒片刻，加米饭、盐，炒匀即可。

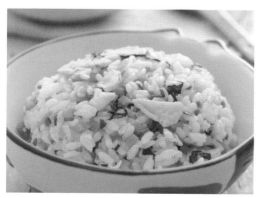

防治痛风功效：此饭富含蛋白质、胡萝卜素、铁、钙等营养素，有利于痛风患者恢复体力。

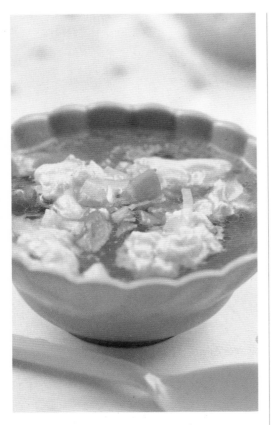

香蕉鸡蛋卷饼

总嘌呤含量 < 20 毫克

原料： 香蕉 1 根，核桃仁 30 克，鸡蛋 2 个，番茄酱适量。

做法： ①香蕉去皮，切两段，再竖着从中间切开，将核桃仁摆在切面上。②平底锅加热，滴油，用刷子将油涂满平底锅。③鸡蛋打散，待油五成热时倒蛋液，稍凝固后，将香蕉放在鸡蛋饼上。④用鸡蛋饼卷起香蕉，装盘，淋上番茄酱。

防治痛风功效

香蕉鸡蛋卷饼可口美味，嘌呤含量低，还含有丰富的蛋白质，可为痛风患者补充足够的营养，并且不会长胖。

西红柿鸡蛋汤

总嘌呤含量 < 15 毫克

原料： 西红柿 150 克，鸡蛋 2 个，盐、姜粉、胡椒粉各适量。

做法： ①西红柿洗净，切小块；鸡蛋在碗里打散。②锅烧热后放入油，加西红柿翻炒，炒软后加开水煮沸。③加盐、姜粉、胡椒粉后，将鸡蛋液均匀地倒入锅内，煮沸即可。

Tips

西红柿煮熟后有一定的防晒功能。

防治痛风功效

西红柿与鸡蛋是绝配，既可防治痛风，又是降脂、降压、降糖的理想食品。

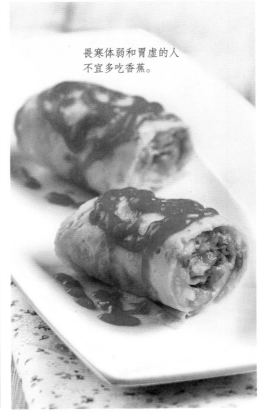

畏寒体弱和胃虚的人不宜多吃香蕉。

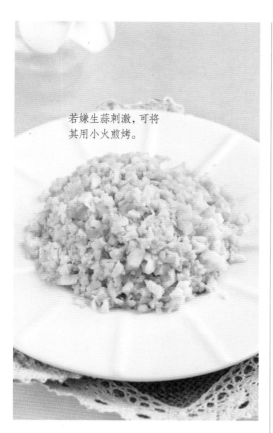

若嫌生蒜刺激，可将其用小火煎烤。

蒜蓉鸡蛋

总嘌呤含量 < 10 毫克

原料：蒜 1 头，熟鸡蛋 2 个，盐、香油各适量。

做法：①将刚煮熟的鸡蛋放入凉水中，浸泡凉透，剥去外壳，切碎；蒜捣成蒜蓉。②蒜蓉和鸡蛋碎混合在一起，加入盐和少许香油，搅拌均匀即可。

还能这样做：

鸡蛋黄中胆固醇偏高，伴有三高的痛风患者可以减少鸡蛋用量，或者减少蛋黄用量。

防治痛风功效

大蒜配蛋黄可抑制血管和皮肤老化，降低体内尿酸盐、胆固醇含量，促进身体代谢。适合痛风合并冠心病患者食用。

肉蛋羹

总嘌呤含量 < 70 毫克

原料：猪里脊肉 50 克，鸡蛋 1 个，香菜、盐、香油各适量。

做法：①猪里脊肉洗净，剁成泥。②鸡蛋打入碗中，加入和鸡蛋液一样多的温开水，加入肉泥，放少许盐，朝一个方向搅匀，上锅蒸 15 分钟。③出锅后，淋上香油，撒上适量香菜即可。

Tips

吃完鸡蛋后立即饮茶，易造成便秘。

防治痛风功效

猪里脊肉和鸡蛋都富含锌和蛋白质，且肉蛋羹有利于消化吸收，可以在痛风缓解期补充蛋白质食用。

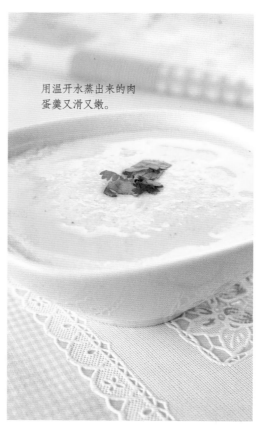

用温开水蒸出来的肉蛋羹又滑又嫩。

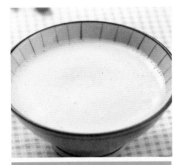

牛奶

主要营养成分	蛋白质	钙	钠
含量（每100克食物）	3克	104毫克	37.2毫克
与同类食物含量比较	低	中	中

防治痛风关键点

牛奶含有丰富的钙和人体所需的多种氨基酸，消化率高达98%。牛奶高蛋白、多水分、嘌呤含量很低，是痛风患者理想的天然食品。牛奶大致分为全脂、低脂和脱脂三种，痛风患者常并发高脂血症，所以最好选择脱脂牛奶。

防治痛风吃法

最好不要空腹喝牛奶。袋装牛奶可加热饮用，不要煮沸。不要饮用刚刚挤出的牛奶，其含有对人体有害的细菌。

适宜人群

牛奶具有温润补虚、养血益气的功效，尤其适合营养不良、失眠、工作压力大者。牛奶还能补钙，适合骨质疏松的人。失眠者晚上喝一杯牛奶，有助于睡眠。

忌吃人群

乳糖不耐受者肠道内缺乏乳糖酶，不能分解牛奶中的乳糖，饮用牛奶后会发生腹泻、腹胀，可以改喝酸奶，但酸奶要少喝、慎喝。

这样搭配更健康
芒果＋牛奶 同食能保护眼睛、防癌、抗老化。

Tips 牛奶是痛风患者滋补的佳品，急性发作期和缓解期都可以长期饮用。

宜吃

低嘌呤，提供优质蛋白质

每日推荐食用量

250
~
500克

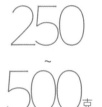

嘌呤含量（每100克）

1.4毫克

热量（每100克）

226千焦

牛奶梨片粥

总嘌呤含量 < 15 毫克

原料： 牛奶 250 毫升，大米 20 克，鸡蛋 1 个，梨 1 个，柠檬、白糖各适量。

做法： ①梨去皮、去核，切厚片，加白糖蒸15 分钟。②柠檬取汁，淋在梨片上。③将牛奶烧沸，放入大米和适量水熬煮成稠粥，打入鸡蛋搅散，熟后放梨片即可。

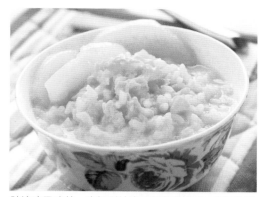

防治痛风功效：牛奶梨片粥不仅营养丰富，还可以补气血、润肠通便，能帮助痛风患者预防便秘，提升身体的免疫力，同时还有助于痛风患者控制体重。

鲜果珍珠露

总嘌呤含量 < 10 毫克

原料： 牛奶 150 毫升，西米 80 克，菠萝、苹果各 50 毫升，白糖 20 克，椰汁适量。

做法： ①锅内放清水烧沸，放入西米煮约 5分钟，使西米粒由白色转为透明后，放入冷水内冲凉；菠萝、苹果洗净，切成小丁，用白糖腌渍片刻。②锅上火放入清水，加入椰汁、牛奶，烧沸后放入西米、苹果丁和菠萝丁即可。

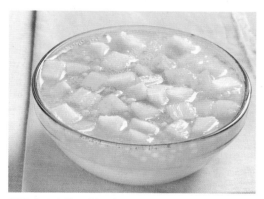

防治痛风功效：鲜果珍珠露中钙、维生素含量丰富，能补虚健脾，降低血尿酸，但因其热量比较高，痛风患者可以当作甜点适量食用。

蒸芙蓉奶杯

总嘌呤含量 < 20 毫克

原料： 牛奶 250 毫升，鸡蛋 2 个，白糖、玉米淀粉、柠檬汁各适量。

做法： ①将玉米淀粉过筛与白糖拌匀；鸡蛋清打散备用。②牛奶用小火煮开后趁热徐徐冲入白糖玉米淀粉内，边冲边搅至白糖溶化成稀浆，再冷却至约 60℃时，加入打散的鸡蛋清搅匀，加入柠檬汁搅匀。③奶浆入蒸笼，用小火蒸约 15 分钟即可。

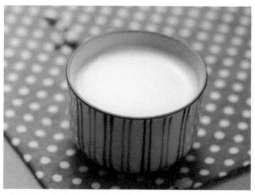

防治痛风功效：此品有益气补虚、健脾降脂、降低血尿酸的作用，适合痛风合并高脂血症患者食用。

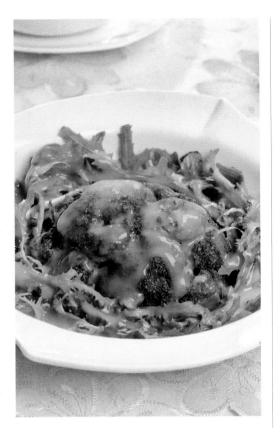

香瓜牛奶汁

总嘌呤含量 < 10 毫克

原料: 香瓜 400 克, 牛奶 300 毫升, 蜂蜜 30 克。

做法: ①将香瓜洗净去皮、去瓤, 切成小块后置于容器中, 然后倒入牛奶, 边倒边搅。②加入适量蜂蜜, 边倒边搅, 混匀后加盖, 置冰箱中放凉后饮用。

Tips

本品不宜和大补的药膳一起吃, 会影响药膳的功效。

防治痛风功效

香瓜有清暑热、解烦渴、利小便、润肠等功效, 牛奶和香瓜的嘌呤含量都很低, 痛风患者经常食用有助于减缓症状。

香瓜性凉, 多吃易引起腹泻。

奶汁烩苦菊

总嘌呤含量 < 30 毫克

原料: 苦菊、西蓝花各 100 克, 牛奶 300 毫升, 生菜、盐、水淀粉各适量。

做法: ①苦菊洗净, 切段; 西蓝花洗净, 切小块, 焯烫至熟。②牛奶煮热, 加入水淀粉、盐, 稍煮成芡汁。③将苦菊、西蓝花放入盘中, 生菜放在外围, 西蓝花放中间。④将煮好的芡汁淋在盛菜的盘中即可。

防治痛风功效

此菜有清热解毒、降低胆固醇、利尿的作用, 且热量低, 适合痛风合并肥胖症患者食用。

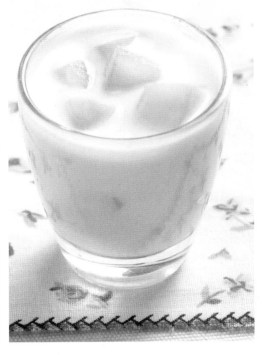

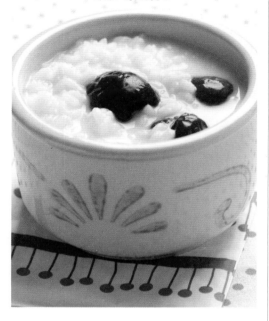

煮粥前先将米用冷水浸泡15分钟，熬出来的粥口感更好。

牛奶红枣粥

总嘌呤含量 < 30 毫克

原料：牛奶400毫升，红枣5颗，大米100克，白糖10克。

做法：①将大米淘洗干净，放入锅内，加水置大火上煮开后，改小火煮20分钟。②米烂汤稠时加入牛奶、红枣，再煮10分钟。③食用时加入适量白糖，盛入碗内即可。

Tips

煮牛奶时不要加白糖，待煮熟离火后再加。

防治痛风功效
此粥有补气养血、健脾和胃、生津止渴、降低血尿酸的功效，而且嘌呤含量很低，饱腹感强，适合痛风患者平时食用。

牛奶洋葱汤

总嘌呤含量 < 15 毫克

原料：洋葱100克，牛奶500毫升，面粉、盐各适量。

做法：①洋葱去蒂，洗净，切丝，入油锅炒香，再加入面粉拌炒均匀，加2碗水以小火慢慢熬出洋葱甜味。②待洋葱软烂后，再倒入牛奶煮沸，加盐调味即可。

防治痛风功效
洋葱能扩张血管、降低血液黏度，牛奶能促进钠盐的排泄，从而使血压下降，能缓解痛风患者的症状。

切洋葱前，可提前用水泡一会儿，能去除部分辣味。

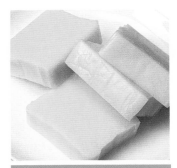

奶酪

主要营养成分	蛋白质	脂肪	钙
含量（每100克食物）	25.7 克	23.5 克	799 毫克
与同类食物含量比较	高	高	高

补钙，促进新陈代谢

每日推荐食用量

20 克

嘌呤含量（每 100 克）

7 毫克

热量（每 100 克）

1373 千焦

防治痛风关键点

奶酪是浓缩的牛奶，其中的蛋白质利于人体消化和吸收，其所含的钙能保护骨骼免受损害，但奶酪含脂肪和热量很高，想减肥的痛风患者食用时应少量。

防治痛风吃法

奶酪常作为西式菜肴的配菜，也可以夹在馒头、面包里。

适宜人群

适合体弱气虚者和儿童。牛奶蛋白过敏者不宜食用。

这样搭配更健康
白菜 + 奶酪 同食可预防骨质疏松与肌肉抽筋等症状。

Tips 有些奶酪含钠较高，限盐者应注意。

奶酪紫薯

总嘌呤含量 < 35 毫克

原料：紫薯 200 克，奶酪、杏仁各 20 克，葡萄干 30 克。

做法：①杏仁捣碎；紫薯蒸熟后，取 1/4 捣成泥，剩下的放入准备好的杏仁和葡萄干，然后放奶酪。②用紫薯泥盖住以上材料，放微波炉高火使奶酪融化即可。

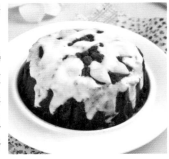

防治痛风功效：这道点心富含膳食纤维、人体必需的油脂和维生素，助肠道消化吸收，补中益气，强壮痛风患者的身体。

鸽肉

主要营养成分	蛋白质	脂肪	钾
含量（每 100 克食物）	16.5 克	14.2 克	334 毫克
与同类食物含量比较	中	中	高

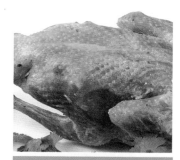

宜吃

滋肾益气，降糖降压

每日推荐食用量

100 克

防治痛风关键点

鸽肉富含钾，有利于尿酸盐溶解及排泄。鸽肉能补肝益肾、益气补血，有助于降血糖、降血压，适合并发糖尿病、高血压、高脂血症的痛风患者适量食用。

防治痛风吃法

可做粥，可炖、烤、炸，与富含维生素的食物同食比较好。

适宜人群

适合老人、儿童、外伤病人。限蛋白质者慎吃。

这样搭配更健康
山药＋鸽肉 同食可补肝益肾、健脾止泻、补益身体。

Tips 若一时吃不完，将剩下的鸽肉煮熟保存，不要生着保存。

嘌呤含量（每 100 克）

123 毫克

鸽子汤

总嘌呤含量 < 260 毫克

热量（每 100 克）

841 千焦

原料： 鸽肉 300 克，枸杞子、红枣各 15 克，香菇 1 朵，葱段、姜片、炖肉料、料酒、盐各适量。

做法： ①鸽肉剁块，清洗，余水，香菇洗净，焯水；枸杞子、红枣洗净，浸泡。②砂锅里放水、姜片和鸽肉，加 2 汤勺料酒用大火煮开，撇去浮沫。③放入枸杞子、

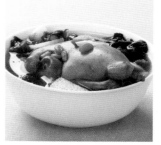

红枣、香菇和炖肉料，用小火炖煮 1 个小时左右，加盐即可。

防治痛风功效：本道汤品益气补虚、补血养身，有利于病后身体恢复。

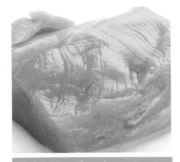

宜吃

适合痛风合并高血压患者

每 日 推 荐 食 用 量

100克

嘌呤含量（每 100 克）

138毫克

热量（每 100 克）

556千焦

鸡胸肉

主要营养成分	蛋白质	碳水化合物	钾
含量（每 100 克食物） 与同类食物含量比较	19.4 克 高	2.5 克 低	338 毫克 高

防治痛风关键点

鸡肉蛋白质含量高，而且消化率高，对痛风患者有很好的补虚功效。但鸡肉嘌呤含量较高，并发高血压的痛风患者在痛风缓解期可适量食用，急性发作期则忌食。

防治痛风吃法

可热炒、炖汤、冷食、凉拌。鸡皮、鸡汤要忌食。

适宜人群

适合血虚、脾虚的体弱者。限蛋白质者慎食。

> **这样搭配更健康**
> 青椒＋鸡肉　同食可消除疲劳，维持毛发、肌肤的健康。

Tips ｜ 鸡肉内含有谷氨酸钠，烹调鲜鸡时不需要放味精。

鸡胸肉扒小白菜

总嘌呤含量 < 200 毫克

原料：小白菜 150 克，鸡胸肉 100 克，牛奶、盐、葱花、水淀粉、料酒各适量。

做法：①小白菜、鸡胸肉洗净切段，略焯烫。②爆香葱花，放入鸡胸肉条，加入盐、料酒、小白菜段、牛奶用大火烧开，再用水淀粉勾芡即可。

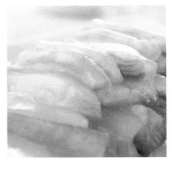

防治痛风功效：鸡胸肉营养充足又能安抚焦虑情绪；小白菜味道清香，可润泽皮肤、强身健体，适合肥胖的痛风患者经常食用。

牛肉

主要营养成分	蛋白质	锌	钾
含量（每100克食物）	20.2 克	3.71 毫克	284 毫克
与同类食物含量比较	高	高	中

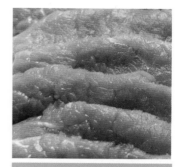

宜吃

补钾利尿，预防动脉硬化

每日推荐食用量

80克

嘌呤含量（每 100 克）

83.7毫克

热量（每 100 克）

443千焦

防治痛风关键点

牛肉能养身健体，提高机体抵抗力。牛肉富含的锌、镁，能预防动脉粥样硬化。牛肉含脂肪、胆固醇较少，并发肥胖症、高血压或血管硬化的痛风患者可适量食用。

防治痛风吃法

可清炖、炒食，也可煲汤。

适宜人群

适合身体虚弱者。限蛋白质者慎食。

这样搭配更健康
土豆＋牛肉 二者都含钾，可利尿。

Tips 切牛肉时不要顺着纤维组织切，横切更容易入味。

砂锅焖牛肉

总嘌呤含量＜ 200 毫克

原料：牛肉 200 克，胡萝卜片、番茄酱、盐、葱、姜、料酒、老抽各适量，炖肉调料包 1 包。

做法：①牛肉洗净，切块，氽水；胡萝卜切片。②热锅倒油，放入牛肉及葱、姜翻炒，加料酒、老抽、水和炖肉调料包，大火烧开，转砂锅用小火炖至肉烂。③加入胡萝卜片、盐，最后加番茄酱调味即可。

防治痛风功效：此菜可养血补血，强壮身体，痛风缓解期可适量食用。

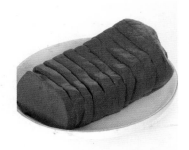

猪血

主要营养成分	蛋白质	碳水化合物	胆固醇
含量（每100克食物） 与同类食物含量比较	12.2克 中	0.9克 中	51毫克 高

宜吃

低嘌呤的"液态肉"

每日推荐食用量

50克

嘌呤含量（每100克）

11.8毫克

热量（每100克）

230千焦

防治痛风关键点

猪血营养丰富，蛋白质含量较高，含铁量丰富。猪血还是一种低热量、低脂肪的食物，嘌呤含量低，适合需要减肥的痛风患者食用。

防治痛风吃法

猪血可与葱、姜、青蒜炒食；也可与粉丝、黄瓜丝等凉拌吃；最常见的是与青菜等相配做汤来喝。但血制品一般建议每周食用不超过2次。

适宜人群

猪血以排毒养血著称，它能清洁人体新陈代谢所产生的垃圾，患有缺铁性贫血的人常吃猪血能预防血虚头晕、精神不济等症状，正在长身体的儿童也适合食用。

忌吃人群

蛋白质过敏、体内铁过量者慎食。

这样搭配更健康

木耳+猪血 一起吃能清肺补血，对增强体质有良好功效。

Tips 真正的猪血一般呈暗红色，较硬、易碎，切开后，切面粗糙，有不规则小孔，而且有淡淡的腥味。

西红柿炒猪血

总嘌呤含量 < 40 毫克

原料: 猪血 200 克，西红柿 150 克，干木耳 5 克，葱、蒜、料酒、盐、醋各适量。

做法: ①猪血洗净，切薄片；西红柿洗净，切片；干木耳泡发洗净，撕小朵；葱切成葱花；蒜切末。②油锅炒香葱花、蒜末，放入猪血炒至两面变色。③加水烧开，放入西红柿、木耳，调入少许料酒，再煮 5 分钟，放入盐、少许醋即可。

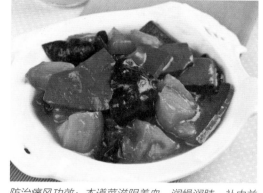

防治痛风功效: 本道菜滋阴养血，润燥润肺，补中益气，能润肠通便，清除体内毒素，促进尿酸排出体外，适合需要减肥的痛风患者食用。

猪血菠菜汤

总嘌呤含量 < 20 毫克

原料: 猪血 150 克，菠菜 20 克，盐适量。

做法: ①将猪血洗净，切块；菠菜去杂洗净，切段备用。②先将猪血块放入砂锅，加适量清水，煮至猪血熟透；再将菠菜段放进水中略焯后，将二者捞出。③再将猪血块和菠菜段放回锅里，加水煮开后，加盐调味即可。

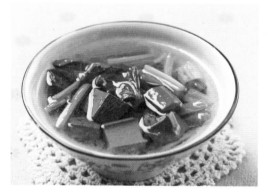

防治痛风功效: 本道汤有润肠通便、补血、降血糖的功效，适合大便燥结、贫血及痛风合并糖尿病患者食用。

小炒血豆腐

总嘌呤含量 < 30 毫克

原料: 猪血 200 克，香菜梗 20 克，蒜、盐、香油各适量。

做法: ①猪血洗净，切成细条状，开水略烫煮后浸泡备用；将香菜梗洗净，切成小段；蒜切成片。②油锅烧热后，放入蒜片略炒片刻，加入猪血煸炒，放入盐，香味扑鼻后关火。③放入香菜梗，淋上少许香油调味即可。

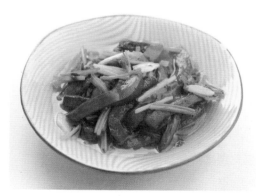

防治痛风功效: 猪血的嘌呤含量很低，富含蛋白质，而且还低脂肪、低热量，适合痛风合并肥胖症患者食用。

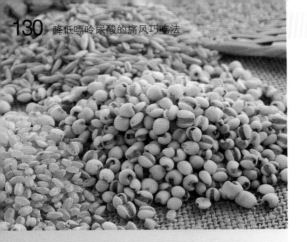

主食及淀粉类

人体所必需的碳水化合物广泛存在于大米、面粉、薯类与豆类中,能为人体提供大多数的热量,是生命活动的主要能源。碳水化合物不仅能促进蛋白质、激素、核糖、核酸等的合成,也能防止脂肪分解产生酮体,从而有助于尿酸盐的排出。

痛风患者选择粗粮还是细粮的问题: 建议痛风患者选择低 GI(血糖生成指数)的食物。另外,目前的主流观点认为植物性食物中的嘌呤增加血尿酸的能力大大低于动物性食物中的嘌呤,痛风发生的风险也很低,所以现在对于痛风患者粗粮的限制也就没有以前那么严格了。

痛风患者应该摄入足够的膳食纤维: 建议痛风患者全天膳食纤维摄入量达到25~30克。除了从粗粮中摄入以外,还应当多选择富含纤维的蔬菜来补充。

痛风患者的主食应该是这样的: 有些粗粮如小米、玉米、高粱、糙米等嘌呤含量不高,痛风患者可以经常选用,有些粗粮,如黑米、糯米等嘌呤含量高,痛风患者要少食。

痛风少食的 5 种主食及淀粉类

粗粮富含膳食纤维,有利于促进胃肠蠕动,降血脂,降血压,减少糖尿病、肥胖症和心脑血管疾病的风险。所以,痛风合并症患者可以少量食用嘌呤含量较低的粗粮,嘌呤含量较高的粗粮应慎食。

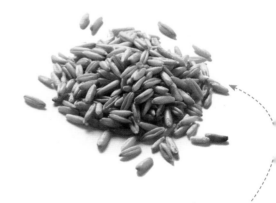

燕麦

嘌呤含量:94 毫克 /100 克

燕麦常被加工成燕麦片。燕麦片含有丰富的膳食纤维,能增加饱腹感,并能促进肠道蠕动,有利于胆固醇的排泄。燕麦片还能促进排便排毒,稳定血糖水平,对防治痛风合并糖尿病有较好的辅助疗效。另外,燕麦的钾含量高,能促进尿酸排出体外。但因其嘌呤含量较细粮高很多,痛风急性发作期应忌食,即使是在痛风缓解期也应严格控制摄入量。

糯米

嘌呤含量: 17.7 毫克 /100 克

糯米含有多种营养素及不溶于水的蛋白质，对身体有滋补作用。糯米嘌呤含量低，钾含量较高而钠含量低，能调节体内电解质平衡，有助体内尿酸盐的排出。但糯米常被加工成甜食，痛风患者要控制热量的摄入，故糯米制品要少量食用。另外，糯米血糖生成指数高，痛风合并糖尿病的患者要慎食。

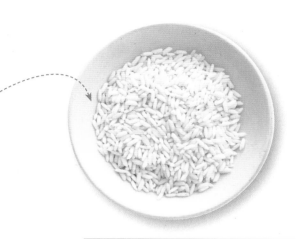

黑米

嘌呤含量: 59 毫克 /100 克

黑米含有花青素、维生素 C、膳食纤维、钾、镁等营养元素，不但有抗衰老、促进血液循环的作用，而且有助于尿酸的排泄，能缓解痛风、关节炎引起的不适症状。但黑米属于中嘌呤食物，痛风缓解期应适量食用，急性发作期应禁食。

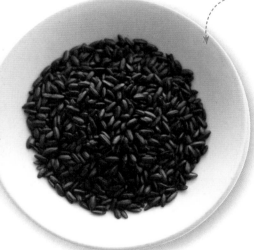

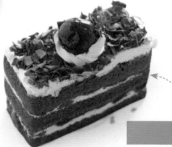

饼干

嘌呤含量: <25 毫克 /100 克

饼干多以精制小麦粉为原料，经烘焙而成，口感酥松，嘌呤含量低，可以为痛风患者提供能量，适合脾胃虚弱、体虚瘦弱的人。但饼干高糖高热量，一些饼干还添加了含有饱和脂肪酸甚至反式脂肪酸的起酥油，对身体不利，痛风患者少吃为宜，并发肥胖症、糖尿病的痛风患者更应忌食。

蛋糕

嘌呤含量: <25 毫克 /100 克

蛋糕主要用蛋、糖、油、面粉为原料，经烘焙或蒸制而成的糕点。蛋糕的嘌呤含量低，如果是添加了咖啡粉、蔬菜汁、坚果、水果等碱性辅料的蛋糕，则不仅降低了嘌呤量，营养也更加全面。但蛋糕甜度高不利于尿酸盐的溶解及排出，痛风患者应慎吃。

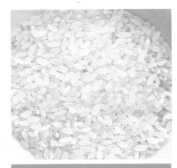

宜吃

补中益气，健脾养胃

每 日 推 荐 食 用 量

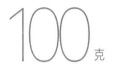

100克

嘌呤含量（每 100 克）

18.1毫克

热量（每 100 克）

1442千焦

大米

主要营养成分	蛋白质	碳水化合物	磷
含量（每 100 克食物）	7.7 克	77.4 克	121 毫克
与同类食物含量比较	中	中	中

防治痛风关键点

大米含有丰富的碳水化合物、钾、镁、磷等营养元素，是痛风患者主要的能量来源之一。除此之外，大米容易消化吸收，其所含的 B 族维生素能平衡碳水化合物、蛋白质、脂肪在人体中的代谢平衡。具有和五脏、通血脉、止烦、止渴作用，痛风患者可以经常食用。

防治痛风吃法

大米一般被做成米饭或米粥，可以和各种食材搭配，比如小米、香米、燕麦、各种豆类、多种蔬菜和水果等。但大米不宜捞，捞饭会造成大米中的维生素大量流失。

适宜人群

适宜妇女产后、体虚、久病初愈、婴幼儿等脾胃虚弱的人食用。

忌吃人群

糖尿病患者应少食或慎食。

这样搭配更健康

苋菜 + 大米　二者熬粥，具有清热止痢的功效，尤其适用于年老体虚者。常吃则可以益脾胃、强身体。

Tips　淘洗大米时次数不用太多，否则会造成大米营养的流失。

青菜饭

原料：大米 100 克，青菜 150 克，盐、葱花各适量。

做法：①大米淘洗干净；青菜洗净，切段。②油锅烧热，放入葱花及青菜煸炒几下，盛出。③炒锅上火，放入 300 毫升清水加入大米烧煮，再放入炒青菜搅拌均匀，见米粒发涨、米汤收紧快断生时，加盖改小火焖七八分钟即熟。

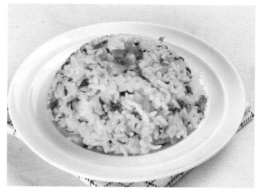

防治痛风功效：米饭中加入青菜后能补充维生素和膳食纤维，有散血清热、通利肠胃、降低血尿酸的作用，适合痛风患者作为主食食用。

香煎米饼

总嘌呤含量 < 45 毫克

原料：米饭 150 克，盐、胡椒粉、葱各适量。

做法：①将葱切成葱花加入米饭中，再向米饭中加入适量盐、胡椒粉，搅拌均匀。②手打湿，将米饭均匀地压成饼状。③平底锅中放少许植物油，油热后改小火，把米饭饼放入锅中，慢慢煎至米饭饼两面微微焦黄即可。

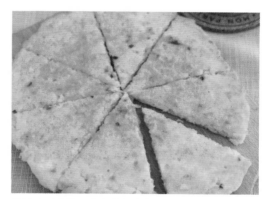

防治痛风功效：大米含有丰富的碳水化合物、钾、镁等元素，可为身体提供能量。

奶酪手卷

总嘌呤含量 < 70 毫克

原料：紫菜 10 克，奶酪 30 克，米饭 100 克，生菜、西红柿各 30 克，沙拉酱适量。

做法：①将生菜、西红柿洗净，切成丝；奶酪软化一些时用擦丝器擦成丝。②将紫菜铺平，铺平后将米饭、奶酪、生菜、西红柿依次铺上，然后淋上沙拉酱并卷起，最后切成小段即可。

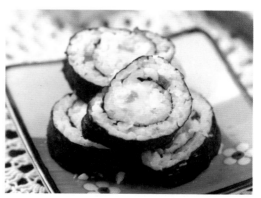

防治痛风功效：奶酪手卷富含钙、维生素等营养素，但奶酪和沙拉酱热量高，痛风患者食用时要注意量。

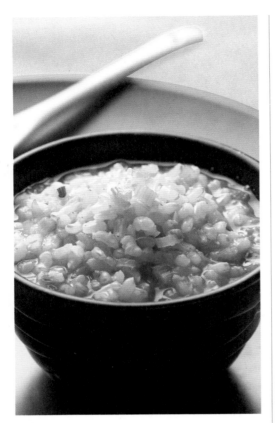

椰味红薯粥

总嘌呤含量 < 25 毫克

原料：大米 80 克，红薯 100 克，椰子 1 个。

做法：①大米洗净；红薯洗净、去皮、切块。②将大米与红薯块一同放入锅中，煮至熟透。③椰子倒出椰汁，取椰肉，切成丝；把椰肉丝与椰汁一起倒入红薯粥里，煮熟即可。

Tips

大米和红薯一起食用，可以提高氨基酸的利用率。

防治痛风功效

椰汁富含钾，而且利尿，红薯富含膳食纤维，二者与大米一起熬成粥，具有较好的降尿酸功效。

芹菜粥

总嘌呤含量 < 30 毫克

原料：芹菜、大米各 100 克。

做法：①芹菜择洗干净，入开水焯烫，捞出，切末。②大米洗净，放入锅内，加适量水。③先大火煮开，再小火煮 30 分钟。④加芹菜末，再煮 5 分钟即可。

还能这样做：

用炒菜的铁锅熬粥，滴上几滴花生油，粥不容易冒出来，而且熬出来的粥又稠又香。

防治痛风功效

芹菜粥清淡适口，适合偏胖的痛风患者食用，芹菜富含膳食纤维，有养血润燥的功效，可以缓解便秘、降低血压。

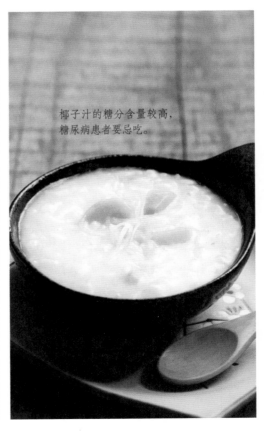

椰子汁的糖分含量较高，糖尿病患者要忌吃。

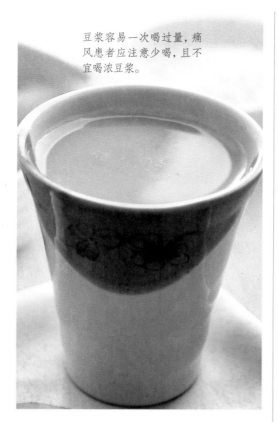

豆浆容易一次喝过量，痛风患者应注意少喝，且不宜喝浓豆浆。

芝麻大米豆浆

总嘌呤含量 < 30 毫克

原料： 大豆、大米各 40 克，黑芝麻 15 克，姜适量。

做法： ①大豆浸泡 10~12 小时，捞出洗净；大米洗净；芝麻碾碎；姜切碎。②将上述食材一起放入豆浆机中，加水启动豆浆机，榨好煮熟后滤出即可。

Tips

豆浆不煮熟喝有毒，易引起胀肚、腹泻，所以豆浆必须煮沸。

防治痛风功效 这款豆浆易消化，补中益气，减轻疲劳，美容养颜，也可以降血压、降血脂，帮助睡眠，适合痛风合并高血压、高脂血症患者食用。

莴笋猪瘦肉粥

总嘌呤含量 < 40 毫克

原料： 莴笋、大米各 50 克，猪瘦肉 20 克，酱油、盐各适量。

做法： ①莴笋去皮，洗净，切细丝；大米洗净；猪瘦肉洗净，切末，加少许酱油、盐，腌10 分钟。②油锅烧热，倒入猪瘦肉末翻炒，加入酱油、盐略翻炒后，加入水和大米开始煮。③煮熟后加入莴笋丝，煮至熟烂为止。

Tips

煮米粥时不要加碱，会破坏大米中的维生素。

防治痛风功效 莴笋具有通便利尿的功效，与猪肉一起熬粥，热量不高，痛风患者食用后不用担心会长胖。

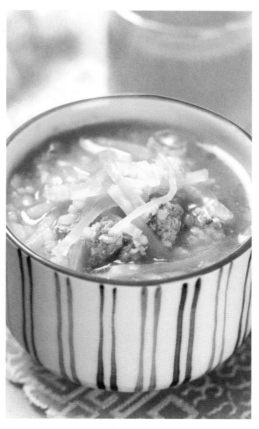

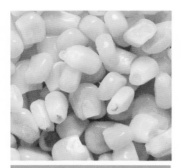

玉米

主要营养成分	膳食纤维	镁	钾
含量(每100克食物)	2.9 克	32 毫克	238 毫克
与同类食物含量比较	中	中	中

宜吃

利尿除湿，避免体内尿酸堆积

每日推荐食用量

70克

嘌呤含量(每100克)

9.4毫克

热量(每100克)

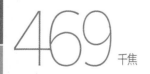

469千焦

防治痛风关键点

玉米嘌呤含量低，钾含量较高，可促进尿酸盐的溶解和排泄。玉米所含的膳食纤维和镁元素，能促进胃肠蠕动，排出体内毒素，促进脂肪和胆固醇的排出，对减肥非常有利，也可防治痛风合并高脂血症。

防治痛风吃法

玉米可以煮食，也可以加工成玉米面、玉米片、玉米茶，对减肥瘦身、降血压、降血脂都有好处。玉米中缺乏色氨酸，与豆类搭配可补充不足。

适宜人群

玉米对冠心病、动脉粥样硬化、高脂血症及高血压等都有一定的预防作用。玉米膳食纤维丰富，吃后血糖不会迅速升高，糖尿病患者可适量食用。另外，经常用眼的人，应多吃一些黄色的玉米。

忌吃人群

玉米属于粗粮，腹泻、胃功能不好的人一次不要吃太多。

这样搭配更健康

山药 + 玉米 玉米与山药共食，更有利于营养的吸收。

洋葱 + 玉米 同食有生津止渴、降糖降脂的功效。

Tips 不可长期把玉米作为主食，否则会导致营养不良。

玉米南瓜饼

总嘌呤含量 < 10 毫克

原料： 玉米面 200 克，南瓜 500 克，盐、葱各适量。

做法： ①将南瓜去皮、去瓤，洗净后擦成细丝；葱切成葱花。②将南瓜丝放入盆内，加入玉米面、葱花、盐和适量水拌匀成稀糊状。③平底锅中放少许植物油烧热，用勺盛面粉糊放入锅内，推成饼形，烙至微黄后翻过来再烙，烙熟出锅即可。

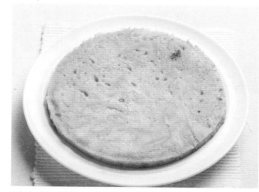

防止痛风功效：南瓜有利尿、美容等作用，与玉米同吃，有消炎止痛、降低血尿酸的作用，适合脾虚型痛风患者，尤其适合久病气虚、肠胃虚弱、气短倦怠者。

玉米胡萝卜粥

总嘌呤含量 < 30 毫克

原料： 玉米粒、胡萝卜各 50 克，大米 100 克，盐适量。

做法： ①将胡萝卜洗净，切丁，玉米粒、大米均淘洗干净。②玉米粒、胡萝卜丁与大米同煮，粥开后加盐调味，煮至熟即可。

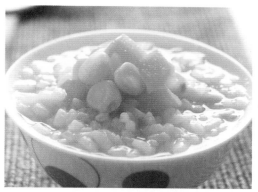

防治痛风功效：玉米所含的膳食纤维和维生素有利于血尿酸的平稳；胡萝卜含丰富的胡萝卜素，能调节新陈代谢，增强抵抗力，适合痛风患者食用。

玉米羹

总嘌呤含量 < 15 毫克

原料： 玉米粒 50 克，鸡蛋 1 个，菠萝 20 克，青豆 10 克，冰糖、枸杞子、水淀粉各适量。

做法： ①将玉米粒洗净；鸡蛋打散；青豆、枸杞子均洗净；菠萝切成丁。②将玉米粒放入锅中，加清水煮至熟烂，放入菠萝丁、青豆、枸杞子、冰糖，煮 5 分钟，加水淀粉勾芡，使汁变浓。③淋入蛋液，搅拌成蛋花，烧开后即可。

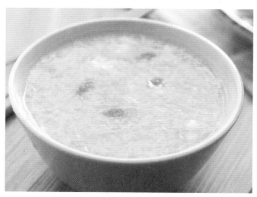

防治痛风功效：玉米羹美味营养，滋养身体。痛风患者食用，有祛湿解毒、润肠通便的功效。

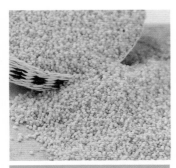

小米

主要营养成分	碳水化合物	膳食纤维	钾
含量（每100克食物）	75.1 克	1.6 克	284 毫克
与同类食物含量比较	高	低	中

宜吃

富含钾，调节尿酸代谢

每日推荐食用量

100克

嘌呤含量（每 100 克）

7.3毫克

热量（每 100 克）

1511千焦

防治痛风关键点

小米健脾和胃、补益虚损，富含铁和磷，补血健脑，故小米粥有"代参汤"之美称。小米嘌呤含量低，而且其钾含量高、钠含量低，能促进体内电解质平衡，便于尿酸盐的排泄。除此之外，小米所含的维生素 E 能抗氧化，清除体内自由基，减少游离的嘌呤量，是痛风患者理想的主食之一。

防治痛风吃法

小米可蒸饭、煮粥，也可磨成粉后制成饼、发糕等食品。小米的氨基酸组成不够理想，宜与大豆或肉类食物混合食用。

适宜人群

小米很养人，老人、月子期间的产妇可以吃小米调养身体。小米也适合高血压、皮肤病、炎症患者食用。

忌吃人群

小米性稍偏凉，气滞者、体质偏虚寒、胃寒呕吐者、小便清长者不宜过多食用。

这样搭配更健康

胡萝卜＋小米 二者都富含类胡萝卜素，在体内可转变成维生素 A，有助于眼睛与皮肤保健，延缓老化。

桂圆＋小米 二者同食，可补血养颜、安神益智。

Tips 淘洗小米时不要用手搓，并且忌长时间浸泡或用热水淘。

小米鸡蛋粥

总嘌呤含量< 15 毫克

原料： 小米 50 克，鸡蛋 2 个，红糖适量。

做法： ①将小米淘洗干净；鸡蛋打散。②将小米放入锅中，加适量清水，大火煮开，转小火煮至将熟。③淋入蛋液，调入红糖，稍煮即可。

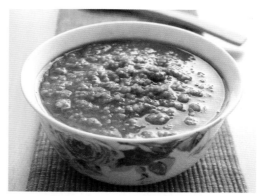

防治痛风功效：鸡蛋和小米的营养价值很高，含有蛋白质及维生素等营养元素，可温补脾胃，保证有个好胃口。小米鸡蛋粥的热量也很低，适合痛风患者食用。

小米南瓜粥

总嘌呤含量< 15 毫克

原料： 小米、南瓜各 100 克，蜂蜜适量。

做法： ①小米洗净；南瓜去皮、瓤，切成丁。②将小米和南瓜丁放入砂锅中煮约 30 分钟，稍焖片刻。③加入少许蜂蜜即可。

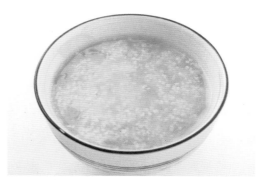

防治痛风功效：此款粥有清热解暑、补虚益气、滋阴润燥、养血补血的功效，且热量低，能降血压、降血脂，适合并发肥胖症、高血压或高脂血症的痛风患者。

小米面茶

总嘌呤含量< 25 毫克

原料： 小米面 150 克，芝麻 10 克，麻酱、香油、盐、姜粉各适量。

做法： ①芝麻入锅炒至焦黄，擀碎，加入盐拌在一起。②锅内加适量清水、姜粉，烧开后将小米面和成稀糊倒入锅内，略加搅拌，开锅后盛入碗内。③将麻酱和香油调匀，用小勺淋入碗内，搅匀后再撒入芝麻和盐即可。

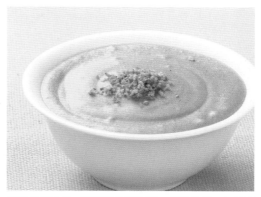

防治痛风功效：芝麻能润滑肠道，促进排便，与健胃护肝的小米做成的面茶易消化，还能促进尿酸的排泄。

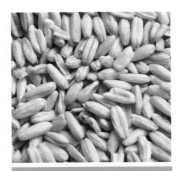

大麦

主要营养成分	碳水化合物	膳食纤维	镁
含量（每100克食物） 与同类食物含量比较	73.3 克 高	9.9 克 高	158 毫克 高

宜吃

降胆固醇，有助减肥

每日推荐食用量

40 克

嘌呤含量（每 100 克）

94 毫克

热量（每 100 克）

1367 千焦

防治痛风关键点

大麦所含的膳食纤维，可降低血液中胆固醇的含量，阻碍机体对脂肪的吸收，有助于痛风患者减肥，并预防并发高脂血症。

防治痛风吃法

可煮粥、制成麦片，还能磨成粉制作饼、馒头等面食。

适宜人群

适合冠心病、食欲不振者。孕妇及哺乳期妇女忌食。

这样搭配更健康
苹果＋大麦　二者煮粥同食，可温中下气、去腹胀。

Tips 　炒大麦茶时要注意火候不能太大，锅热后转小火炒。

大麦薏米山楂粥

总嘌呤含量＜ 40 毫克

原料：大麦、薏米各 80 克，山楂 10 克，白糖适量。

做法：①将大麦、薏米洗净，提前浸泡 1 小时；山楂去核，洗净。②将大麦和薏米入砂锅加水开始煮，大火烧开后，加山楂，转小火煮至粥成，加白糖调味即可。

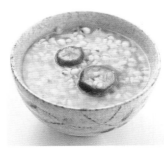

防治痛风功效：此粥能益气调中、消积进食，适用于脾胃虚弱、少气乏力者。而且，此粥能够瘦身、美容、健脾利尿，痛风患者可适量食用。

高粱米

主要营养成分	蛋白质	碳水化合物	膳食纤维
含量（每100克食物）	10.4克	74.7克	4.3克
与同类食物含量比较	中	中	中

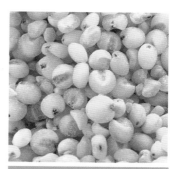

宜吃

有助减肥，控制血脂

防治痛风关键点

高粱米所含的钾有助于尿酸排出体外，其富含的膳食纤维可促使尿酸随粪便排出体外，起到减肥和控制血脂的作用，而且嘌呤含量低，适合痛风及其并发症患者食用。

防治痛风吃法

可用来做干饭、稀粥，还可磨成高粱粉用于制作各种面食。

适宜人群

适合脾胃虚弱者，消化功能不良者应慎食。

这样搭配更健康

甘蔗 + 高粱米 同食可起到滋阴润燥、和胃止呕的作用。

Tips 不吃加热后放置一段时间后的高粱米饭，不宜加碱煮食。

每日推荐食用量

50克

嘌呤含量（每100克）

9.7毫克

热量（每100克）

1505千焦

高粱米红枣粥

总嘌呤含量 < 15 毫克

原料： 高粱米 50 克，红枣 5 颗。

做法： ①将红枣洗净，用热水浸泡至软，切开去核。②高粱米洗净后，控干水分，放入炒锅中，用小火翻炒至微黄色后盛出。③将炒好的高粱米和红枣一起加入炖锅中煮成粥即可。

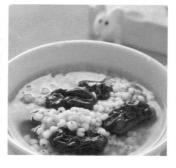

防止痛风功效：这道粥富含膳食纤维、有促进肠道蠕动，防止便秘，促进尿酸排泄的作用，适合痛风患者食用，而且滋养补血，强壮身体。

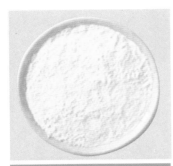

面粉

主要营养成分	碳水化合物	蛋白质	膳食纤维
含量（每100克食物）	74.1克	12.4克	0.8克
与同类食物含量比较	高	高	中

宜吃

营养丰富，养胃助消化

每日推荐食用量

100克

嘌呤含量（每100克）

17.1毫克

热量（每100克）

1512千焦

防治痛风关键点

小麦经过加工磨制成的面粉，也称小麦粉，是人体获取能量的重要来源。面粉嘌呤含量低，富含蛋白质、碳水化合物、维生素和钙、铁、磷、钾、镁等矿物质，有助于降低血尿酸的含量。面粉加工精度越高越精细，膳食纤维含量越低，同时嘌呤含量也越低。

防治痛风吃法

面粉可做包子、饺子、面条、馒头等各式面食，与其他食材搭配，营养会均衡。例如，制作馒头时搭配玉米面或黑米面（推荐搭配比例6∶1）会使馒头又香又健康。

适宜人群

面粉具有易于消化吸收、为人体提供能量的作用，适合普通人群食用。

忌吃人群

糖尿病患者、肥胖人群、血糖不稳定的人群不宜多食。

这样搭配更健康

蔬菜+面粉 精制面粉嘌呤含量低，但膳食纤维少，可配搭蔬菜补充膳食纤维。

Tips 存放时间长一些的面粉比新鲜小麦磨出的面粉更容易消化吸收。

雪菜肉丝汤面

总嘌呤含量 < 90 毫克

原料：面条 100 克，猪瘦肉 50 克，雪菜 20 克，酱油、盐、葱花、姜末各适量。

做法：① 雪菜洗净，浸泡 2 小时，捞出沥干，切碎末；猪瘦肉洗净，切丝，加酱油腌制 5 分钟。②油锅烧热，放入葱花、姜末、肉丝煸炒，肉丝变色再放入雪菜末翻炒，放酱油、盐，拌匀盛出。③面条煮熟，把炒好的雪菜肉丝覆盖在面条上，浇上面汤即可。

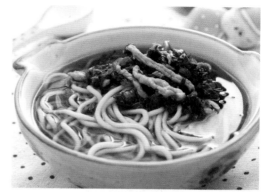

防治痛风功效：雪菜肉丝汤面易消化，能为痛风患者提供热量和营养，又不会使体重增加过多。痛风缓解期可适量食用，急性发作期则需慎食。

青菜鸡蛋饼

总嘌呤含量 < 60 毫克

原料：面粉 150 克，鸡蛋 2 个，青菜、火腿各 30 克，盐、香油各适量。

做法：①面粉倒入大碗中，加适量温水，再打入 2 个鸡蛋，搅拌均匀，成蛋面糊。②青菜焯水沥干后切碎，火腿切小丁，倒入蛋面糊里。③加入适量盐、香油，混合均匀。④锅烧热，倒入蛋面糊煎至两面金黄即可。

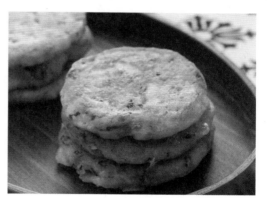

防治痛风功效：面粉碳水化合物含量丰富，其中添加的鸡蛋和青菜可提供蛋白质和膳食纤维，有利于尿酸的排出，适合痛风患者食用。

海参汤面

总嘌呤含量 < 140 毫克

原料：面条 100 克，海参、鸡肉各 50 克，虾仁 10 克，香菇 2 朵，盐适量。

做法：①虾仁、鸡肉、海参处理干净，鸡肉、海参切丝；香菇洗净，切丝。②面条煮熟，盛入碗中。③油锅烧热，放虾仁、鸡肉丝、海参丝、香菇丝翻炒，变色后放入适量水，烧开后加盐调味，浇在面条上即可。

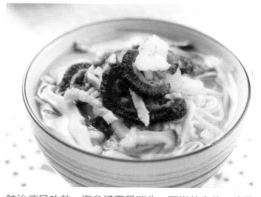

防治痛风功效：海参汤面易消化，可滋补身体。痛风患者食用时可去掉鸡肉、虾仁和香菇这三种食材。

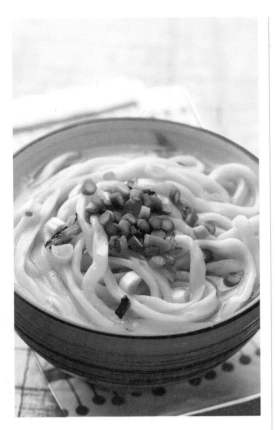

西红柿疙瘩汤

总嘌呤含量 < 20 毫克

原料：西红柿 30 克，鸡蛋 1 个，面粉 50 克，盐、香油各适量。

做法：①将面粉在碗中加水拌成小疙瘩；西红柿洗净，切小丁；鸡蛋在碗中打散。②锅中加植物油烧热，放西红柿块翻炒，加水煮开后转小火。③放入面疙瘩烧开，打入蛋液，调入盐和香油即可。

Tips

西红柿切小丁，炒的时候里面的汁更容易出来。

防治痛风功效

这道汤营养丰富，既可补充身体能量，又能提供多种维生素和氨基酸，可调理脾胃虚弱、滋养补虚，提高痛风患者的身体抵抗力。

打开水龙头，让水一滴一滴往下落，边滴边搅拌，这样做出来的疙瘩大小均匀。

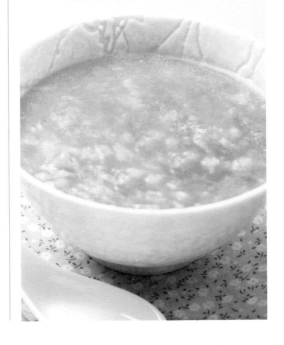

阳春面

总嘌呤含量 < 40 毫克

原料：面条 100 克，紫皮洋葱 1 个，蒜薹、香葱各 10 克，香油、盐各适量。

做法：①紫皮洋葱切片；香葱、蒜薹分别切碎末。②油锅烧热，放入洋葱片，炒葱油。③将面条煮熟，然后在盛面的碗中放入 1 勺葱油，放入盐。④煮熟的面挑入碗中，淋入香油，撒上香葱末、蒜薹末即可。

防治痛风功效

阳春面营养丰富而且全面，清淡的口味、较低的热量和较低的嘌呤含量，痛风患者常食也不用担心会增肥。

红烧冬瓜面

总嘌呤含量 < 35 毫克

原料：面条、冬瓜各100克，油菜20克，生抽、盐、香油、姜末各适量。

做法：①冬瓜洗净，切片；油菜洗净，掰开。②油锅烧热，煸香姜末，放入冬瓜片翻炒，加生抽和水稍煮。③待冬瓜片熟透，加盐出锅。④面条和油菜一起煮熟，把煮好的冬瓜片连汤浇在面条上，淋点香油即可。

Tips
油菜嘌呤含量比冬瓜高很多，可减少油菜用量。

防治痛风功效
红烧冬瓜面清淡爽口，痛风患者不用担心长胖。冬瓜的利水功效强，可帮助排出体内的尿酸。

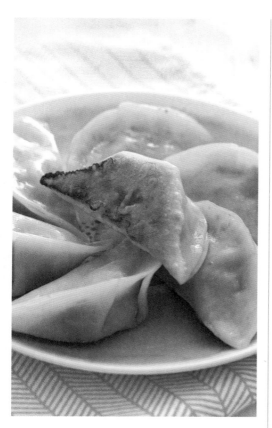

小白菜煎饺

总嘌呤含量 < 200 毫克

原料：小白菜、面粉各200克，猪肉末100克，葱末、姜末、酱油、盐各适量。

做法：①小白菜洗净，切碎，挤去水分；猪肉末加所有调料和小白菜碎拌成馅。②面粉加水揉成面团后饧20分钟，擀成面皮，将面皮和馅包成饺子。③平底锅刷油，放入饺子，待饺子底部焦黄时加少许水，盖锅盖待熟后盛出即可。

还能这样做：
痛风患者要少吃脂肪，可以将水煎改为蒸制和水煮的方式。

防治痛风功效
小白菜营养丰富且热量低，有清热利尿、润肺止咳、提高免疫力的功效。

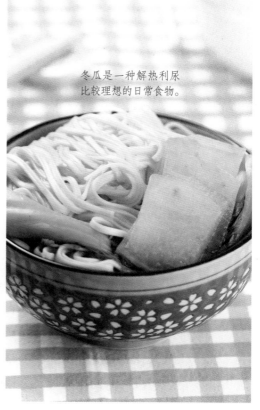

冬瓜是一种解热利尿比较理想的日常食物。

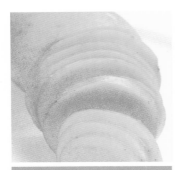

宜吃

高钾利尿，
降压

每日推荐食用量

100克

嘌呤含量（每100克）

3.6毫克

热量（每100克）

343千焦

土豆

主要营养成分	碳水化合物	维生素 C	钾
含量（每100克食物）	17.8 克	14 毫克	347 毫克
与同类食物含量比较	低	高	高

防治痛风关键点

土豆富含维生素 C、低嘌呤、高钾低钠，是一种理想的防治痛风的食材，不仅能有效促进体内尿酸的排出，减少血尿酸含量，而且有助于减肥瘦身，还能降低血压、胆固醇，缓解痛风的并发症症状。

防治痛风吃法

土豆可凉拌、烹炒、炖煮，还可磨成粉制成粉条。食用土豆前要去皮，有芽眼的地方一定要处理干净，以免中毒。切好的土豆丝或片不能长时间浸泡，否则会造成维生素等营养的流失。

适宜人群

土豆健脾和胃，适合消化不良、胃不适者食用。

忌吃人群

土豆容易产生气体，腹痛、腹胀者忌食。土豆含糖多，故糖尿病患者多吃时一定要相应减少主食。

这样搭配更健康

醋＋土豆 加醋可分解土豆中微量有毒物质龙葵素。

牛奶＋土豆 土豆富含碳水化合物和维生素，牛奶富含蛋白质和钙，两者同食，营养更全面。

Tips 皮色发青或发芽的土豆不能吃，以免中毒。

醋熘土豆丝

总嘌呤含量 < 10 毫克

原料： 土豆200克，辣椒、醋、盐、生抽各适量。

做法： ①土豆洗净，去皮，切丝，放入水中浸泡，尽量洗掉淀粉。②热油锅内放入辣椒翻炒，再放入土豆丝翻炒。③最后加醋、盐、生抽，略微翻炒即可。

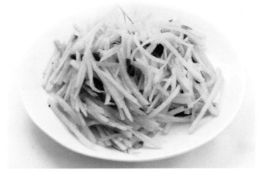

防治痛风功效：这道菜开胃健脾，易于消化吸收，能够为痛风患者补充身体所需能量，而且能减肥美容，调整虚弱体质。

西蓝花土豆饼

总嘌呤含量 < 35 毫克

原料： 土豆、西蓝花各 50 克，面粉 100 克，牛奶 50 毫升。

做法： ①土豆去皮，切丝；西蓝花洗净，焯烫，切碎。②将土豆丝、西蓝花碎、面粉、牛奶放在一起搅匀。③将搅拌好的面粉糊倒入烤盘中，用烤箱烤制成饼即可。

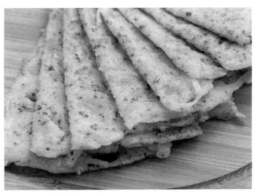

防治痛风功效：土豆富含膳食纤维，西蓝花热量低，二者同吃，清肠和排毒的功效明显，还能有效降低血液中的胆固醇，非常适合痛风患者食用。

宫保素三丁

总嘌呤含量 < 40 毫克

原料： 土豆200克，红椒、黄椒、黄瓜各100克，花生20克，葱、白糖、盐、香油、水淀粉各适量。

做法： ①将花生过油炒熟；土豆洗净去皮，切成丁；红椒、黄椒、黄瓜分别洗净，切丁；葱切成末。②油锅烧热，煸香葱末，放入所有食材大火快炒，加白糖、盐调味，用水淀粉勾芡，最后淋香油即可。

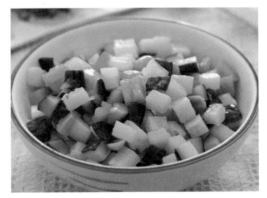

防治痛风功效：宫保素三丁含碳水化合物、膳食纤维等营养元素，热量也不高，痛风患者食用不用担心长胖。

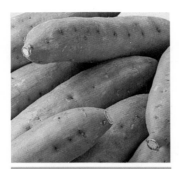

红薯

主要营养成分	维生素 A	维生素 C	钾
含量（每 100 克食物）	63 微克	4 毫克	88 毫克
与同类食物含量比较	低	低	中

宜吃

痛风合并肥胖症患者的减肥"良药"

每 日 推 荐 食 用 量

100克

嘌呤含量（每 100 克）

5.6毫克

热量（每 100 克）

260千焦

防治痛风关键点

红薯富含叶酸、维生素 C、有助于维持人体体液电解质平衡，其热量比米饭低 20%，并含有较多的维生素和氨基酸，用红薯代替部分米和面，可避免过度肥胖，因此，对合并单纯性肥胖症的痛风患者尤为适宜。

防治痛风吃法

可做成稀饭，也可磨成红薯粉，适合与主食搭配。

适宜人群

适合减肥、便秘人群。消化不良、有胃病的人少食。

> **这样搭配更健康**
> 芹菜＋红薯　二者都有利尿降压的功效。

Tips 红薯中的淀粉颗粒不经高温破坏，难以消化，应熟着吃。

红薯小米粥

总嘌呤含量 < 10 毫克

原料：红薯 200 克，小米 30 克。

做法：①将红薯洗净、去皮，切成小块，放入锅内加适量水煮。②将小米洗净，待红薯煮一会儿后，放入锅内同煮至红薯绵软即可。

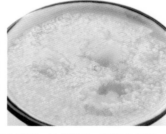

防治痛风功效：这道粥口感香甜，能安脾胃，补虚健身，而且热量低，非常适合痛风合并高血压、高脂血症患者食用。

芋头

主要营养成分	钙	碳水化合物	钾
含量（每100克食物）	11毫克	12.7克	25毫克
与同类食物含量比较	中	低	高

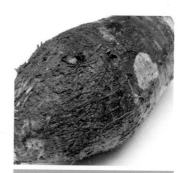

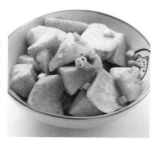

宜吃

润肠通便，促进尿酸排出

防治痛风关键点

芋头是一种嘌呤含量低的食品，能预防血尿酸值升高，防止尿酸性结石的产生。芋头中钾元素丰富，能保护血管，增加尿酸的排出量，也有助于平稳血压。

防治痛风吃法

芋头可煮、蒸、烤。芋头一定要煮熟，否则味苦且会使皮肤过敏。

适宜人群

适合身体虚弱者，消化功能不良者应少吃。

这样搭配更健康

牛肉＋芋头 两者同食，营养互补，更加补血养血。

Tips 生芋汁引起的局部皮肤过敏，可用姜汁擦拭加以缓解。

葱香芋头

总嘌呤含量＜ 35 毫克

原料：芋头 250 克，香葱 50 克，盐适量。

做法：①葱洗净，切成葱花；芋头煮熟剥皮切大块。②锅中油热后放一半葱花爆香，放芋头块，炒片刻后加水、盐，煮 5 分钟左右加剩下的葱花，关火盛盘即可。

防止痛风功效：芋头含有一种黏液蛋白，可提高机体的抵抗力。芋头嘌呤含量低，对痛风的治疗有好处。

每 日 推 荐 食 用 量

60 克

嘌呤含量（每 100 克）

10.1 毫克

热量（每 100 克）

236 千焦

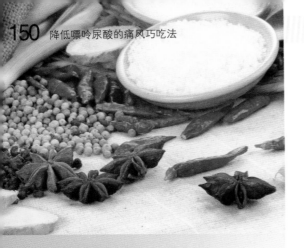

其他类

生活中还有很多常见的，甚至是每餐都能用到的食材困扰着痛风患者，哪些不能吃？哪些能吃？又该怎么吃？

调味料怎么吃？ 油、盐、酱、醋、辣椒、味精和一些佐餐的咸菜如何吃呢？原则是除了味精、鸡精、蘑菇精不能吃以外，其余调味料可以吃但不可过量，拒绝重口味，不要太咸、太辣。油则以植物油为主，动物油尽量少吃。

果酱、花生酱、糖能吃吗？ 它们嘌呤含量低，可以吃，但因其热量较高，痛风患者应少食，痛风合并糖尿病患者应忌食。

干果能吃吗？ 有些干果，比如核桃、榛子在急性发作期也可适量食用，但芝麻、腰果、栗子、莲子、花生、杏仁这些干果，只能在间歇期、缓解期少量摄入。

饮品呢？ 不含糖分的饮品，如苏打水、咖啡、茶叶水、花草茶均可以正常饮用，但并不建议多饮。含糖的饮品，绝大多数都含有果葡糖浆，所以不宜饮用。另外，痛风患者要戒掉酒类，酒非常容易导致尿酸值升高。

痛风禁食、少食的12 种其他类

生活中还有很多稍不注意就会嘌呤摄入超标的食物，如果已经确定为高尿酸血症或者痛风患者，以下几种常见食物应该严格控制摄入量甚至应忌食。

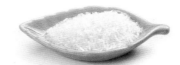

增鲜剂

增鲜剂是一类食品添加剂，可以改善食物的口味，增加鲜味。鉴于增鲜剂的使用量很小，所以血尿酸增高者以及痛风缓解期患者均可以食用。痛风急性发作期的患者，保险起见，还是不要食用。

酒

嘌呤含量：2 毫克 /100 克

饮酒能导致高尿酸血症是得到一致公认的。酒精能够升高血乳酸水平，抑制尿酸盐的排泄，诱发痛风性关节炎急性发作。其中，啤酒引发痛风的可能性最大。

肉汤

嘌呤含量：约 500 毫克 /100 克

肉类含有较高的嘌呤，基本都在痛风患者慎食的范围，而且，嘌呤易溶解于水，肉汤中的嘌呤远高于肉本身，痛风患者还是需要控制食肉量的。

浓茶

嘌呤含量: <25 毫克 /100 克

痛风患者饮茶应以量少清淡为主，大量饮用浓茶会摄入过多嘌呤，浓茶含有咖啡碱，会升高血压，对痛风患者不利。

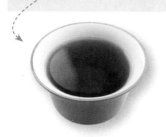

果酱

嘌呤含量: 1.9 毫克 /100 克

果酱富含的钾元素有助于尿酸盐的溶解和排泄。但因果酱含糖多，特别是果糖，痛风患者应慎食，痛风合并糖尿病患者更应忌食。

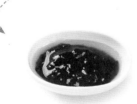

花生

嘌呤含量: 79 毫克 /100 克

花生富含的钾元素有利于尿酸盐的溶解，并有很好的降血压、降血糖的功效。但花生嘌呤含量高，脂肪含量高，痛风患者要少食、慎食。

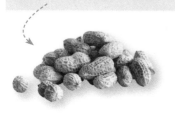

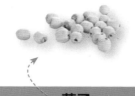

莲子

嘌呤含量: 40.9 毫克 /100 克

莲子钾元素、镁元素含量高，有助于体内尿酸盐溶解和排泄，并促进体内代谢，从而起到降血压、降血糖的作用。但莲子嘌呤含量稍高，痛风患者要少食。

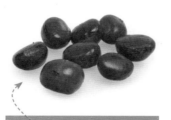

栗子

嘌呤含量: 34.6 毫克 /100 克

栗子富含维生素C，可抗氧化，减缓细胞老化速度，减少体内嘌呤含量。但栗子嘌呤含量稍高，痛风患者要少食。

蒜

嘌呤含量: 38.2 毫克 /100 克

蒜富含硒，能减缓细胞老化速度，使游离嘌呤含量降低。但蒜嘌呤含量略高，痛风患者在急性发作期应少食。

白芝麻

嘌呤含量: 89.5 毫克 /100 克

白芝麻富含不饱和脂肪酸，可降低血液黏稠度，适合痛风合并动脉硬化、高脂血症的患者。但白芝麻嘌呤含量稍高，脂肪含量高，痛风患者在急性发作期不宜食用。

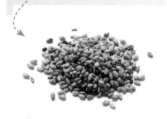

腰果

嘌呤含量: 80.5 毫克 /100 克

腰果富含不饱和脂肪酸，能清除体内多余的胆固醇，利于防治痛风合并心血管疾病。但腰果脂肪和嘌呤含量高，痛风患者应少食。

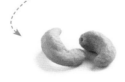

葱

嘌呤含量: 38.2 毫克 /100 克

葱中的硒能保护细胞免受氧化，从而平稳血压、降低亚硝酸盐含量，有效防治痛风并发症。但葱的嘌呤含量略高，痛风患者要少食。

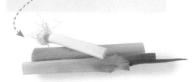

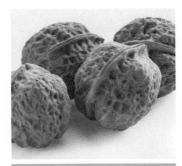

核桃

主要营养成分	脂肪	维生素 E	钾
含量（每100克食物）	58.8 克	43.21 毫克	385 毫克
与同类食物含量比较	高	高	中

宜吃

健脑益智，防便秘

每日推荐食用量

20克

嘌呤含量（每 100 克）

25毫克

热量（每 100 克）

2704千焦

防治痛风关键点

核桃嘌呤含量低，能健脑益智，消除脑力疲劳。它含有丰富的维生素 E，能保护细胞不被氧化损害，从而避免释放出过多的游离嘌呤。另外，核桃所含的不饱和脂肪酸，能减少人体肠道对胆固醇的吸收，防治痛风并发高脂血症以及动脉硬化等。

防治痛风吃法

核桃可单独生吃，也可水煮、烧菜、做粥，或用于糕点、糖果。吃核桃仁时最好不要把表面的褐色薄皮剥掉，其含有丰富的营养。

适宜人群

核桃适宜肾虚、肺虚、神经衰弱、气血不足者，以及脑力劳动者和青少年。核桃含有较多的脂肪酸，能润肠通便，适合便秘人群。

忌吃人群

腹泻、阴虚火旺者、痰热咳嗽、便溏腹泻、素有内热盛及痰湿重者均不宜食用。

这样搭配更健康

百合 + 核桃　二者同食可润肺益肾、止咳平喘。

山楂 + 核桃　山楂可消除油腻，二者搭配，适当食用可预防动脉硬化，从而更好地保护心脑血管。

Tips 核桃仁与黑芝麻研碎后混合食用，可增加皮肤弹性，延缓衰老，并迅速补充体力。

红枣核桃仁粥

总嘌呤含量 < 45 毫克

原料： 核桃仁 5 个，红枣 5 颗，大米 100 克，白糖适量。

做法： ①大米、红枣洗净，放入锅中，加水，大火煮沸后改小火煮 30 分钟。②加入核桃仁煮至粥熟，放白糖搅匀即可。

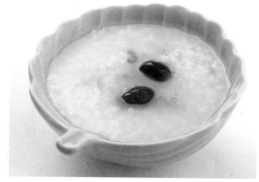

防治痛风功效：红枣核桃仁粥补血养气、补肾填精、润燥通便，使人面色红润、精神旺盛，还能防治痛风合并高血压病，但糖尿病患者应慎食。

琥珀核桃

总嘌呤含量 <50 毫克

原料： 核桃仁 500 克，蜂蜜、白糖、水各适量。

做法： ①核桃仁洗净，控干水分，放入微波炉，调至中高火 1 分钟，取出凉凉。②取适量蜂蜜，放入白糖，调入小半碗水搅拌均匀，放入冷锅中，小火慢熬至糖溶化，关火。③放入核桃仁拌匀，凉凉即可。

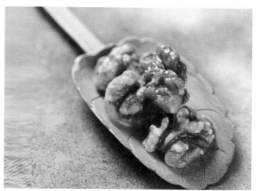

防治痛风功效：核桃富含钾，可减少尿酸盐沉淀，有助于将尿酸排出体外。不过琥珀核桃的热量稍高，痛风患者不宜多吃。

核桃仁紫米粥

总嘌呤含量 < 40 毫克

原料： 紫米、核桃仁各 50 克，枸杞子 10 克。

做法： ①紫米洗净，清水浸泡 30 分钟；核桃仁拍碎；枸杞子拣去杂质，洗净。②将紫米放入锅中，加适量清水，大火煮沸，转小火继续煮 30 分钟。③放入核桃仁碎与枸杞子，继续煮至食材熟烂即可。

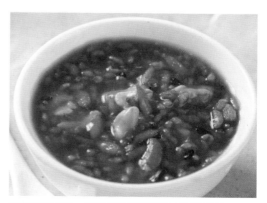

防治痛风功效：核桃仁紫米粥常吃可以健脾益胃、通便润肠，促进尿酸的排泄，痛风患者食用还有瘦身效果。

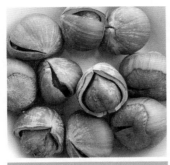

宜吃

益智健脑，
减少嘌呤含量

每日推荐食用量

20 克

嘌呤含量（每 100 克）

37 毫克

热量（每 100 克）

2348 千焦

榛子

主要营养成分	蛋白质	脂肪	钾
含量（每100克食物）	20 克	44.8 克	1244 毫克
与同类食物含量比较	高	高	高

防治痛风关键点

榛子丰富的不饱和脂肪酸，能防治痛风合并心血管疾病，益智健脑。榛子还含有植物固醇，抗氧化性强，能减少体内嘌呤的含量，并保护血管，防治痛风及并发症。

防治痛风吃法

榛子仁可炒食，可制成榛子酱食用，还可熬粥。

适宜人群

适合便秘、体弱、易饥饿的人。胆功能严重不良者慎食。

> **这样搭配更健康**
> 草莓＋榛子 同食可促进人体吸收铁，有助于预防贫血。

Tips 榛子中镁、钙等微量元素含量高，食用榛子有助于调整血压。

榛子草莓豆浆

总嘌呤含量＜ 45 毫克

原料：红豆 50 克，榛子仁 15 克，草莓 100 克。

做法：①红豆用水浸泡 4~6 小时，捞出洗净；草莓洗净，去蒂切丁；榛子仁碾碎。②把上述食材放入豆浆机中，加水，启动豆浆机。③榨好后滤出即可。

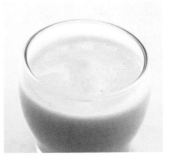

防治痛风功效：这道饮品补血补虚，能消除体内自由基，美容瘦身，抗衰老，降血压，降血脂，能防治痛风及其并发症。

榨菜

主要营养成分	钙	钠	钾
含量（每100克食物）	155 毫克	4252.6 毫克	363 毫克
与同类食物含量比较	中	高	中

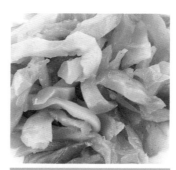

防治痛风关键点

榨菜几乎不含脂肪，能够开胃健食，保肝减肥，适合肥胖型的痛风患者。但榨菜一般含盐较多，痛风合并高血压患者应该限制食用量。

防治痛风吃法

榨菜独特的香味能增食助神，可以用于佐餐、炒菜和做汤。

适宜人群

适合大病初愈者。孕妇、高血压者应少食。慢性腹泻者忌食。

> **这样搭配更健康**
> 生姜＋榨菜 榨菜宜与生姜同食，能祛咳止痰。

Tips 晕车、晕船者在口中放一片榨菜咀嚼，会使烦闷情绪缓解。

榨菜肉丝粥

总嘌呤含量＜ 55 毫克

原料：大米 100 克，猪瘦肉 30 克，榨菜 20 克，芹菜 30 克，姜末、葱末、盐、水淀粉各适量。

做法：①猪瘦肉洗净，切丝，用水淀粉抓匀上浆；榨菜切丝；芹菜洗净，切小段；大米洗净，熬成粥。②爆香葱末、姜末，放入榨菜丝、猪瘦肉丝、芹菜段、盐炒熟。③炒熟后，将榨菜肉丝倒入米粥中搅拌均匀即可。

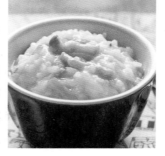

防治痛风功效：榨菜和芹菜能提供适量的膳食纤维，能促进尿酸的排出。

宜吃

开胃健食，保肝减肥

每日推荐食用量

80克

嘌呤含量（每 100 克）

10.2毫克

热量（每 100 克）

138千焦

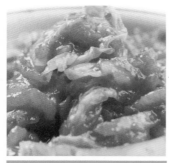

宜吃

开胃健食，降低体内尿酸含量

每 日 推 荐 食 用 量

100克

嘌呤含量（每 100 克）

<25毫克

热量（每 100 克）

109千焦

泡菜

主要营养成分	碳水化合物	膳食纤维	钠
含量（每 100 克食物）	71.7 克	1.29 克	204.1 毫克
与同类食物含量比较	高	低	中

防治痛风关键点

泡菜能开胃健食，为人体提供氨基酸、维生素、钙、磷等营养成分，有助于痛风患者降低体内尿酸含量，并防治痛风并发症。但泡菜的含钠量高，应适量食用。

防治痛风吃法

泡菜常用于佐饭，佐酒，也可炖菜、做汤。

适宜人群

适合大病初愈、胃口不佳者。反胃、发痘痘、患痔疮的人少吃。

这样搭配更健康
生姜＋泡菜 同食可减轻泡菜中亚硝酸盐对人体的伤害。

Tips 泡菜没腌制好时，吃了容易出现腹痛、腹泻的症状。

泡菜炒年糕

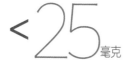

原料：年糕 200 克，胡萝卜、泡菜各 100 克，青椒 50 克，姜末、盐各适量。

做法：①胡萝卜洗净，切片；青椒洗净，切丝；泡菜切段；年糕切块，焯水。②爆香姜末，放胡萝卜片、青椒丝、泡菜段翻炒，半熟后放入年糕，翻炒至黏稠加盐即可。

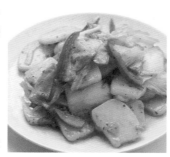

防治痛风功效：泡菜有助于消化、防止便秘、降低胆固醇。

姜

主要营养成分	蛋白质	碳水化合物	膳食纤维
含量（每100克食物）	1.3 克	10.3 克	2.7 克
与同类食物含量比较	中	中	高

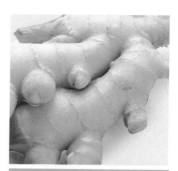

宜吃

抗氧化，降血脂

防治痛风关键点

姜所具有的抗氧化作用，能保护细胞，减少游离的嘌呤含量，也能保护血管。另外，姜含有的姜黄素可降低血清总胆固醇水平，从而达到降血脂的目的。

防治痛风吃法

老姜适于做调料，还可做姜汁。嫩姜芽适于腌制、浸泡。

适宜人群

适合体质偏寒者、胃寒者。痔疮出血、燥热体质者少食。

这样搭配更健康
莲藕＋姜 同食对心烦口渴、呕吐不止有一定的疗效。

Tips 吃姜的时候不去皮，可以更有效地发挥姜的全部功效。

姜茶

总嘌呤含量 < 5 毫克

原料：生姜、红茶各 9 克。

做法：生姜洗净，切片，与红茶用开水冲泡即可饮用。

防治痛风功效：常喝姜茶既可暖胃防病、益气舒心，利于体内尿酸盐的溶解，还能控制血压、血脂，适合痛风合并高血压、高脂血症患者。

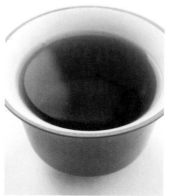

每 日 推 荐 食 用 量

15克

嘌呤含量（每 100 克）

5.3毫克

热量（每 100 克）

192千焦

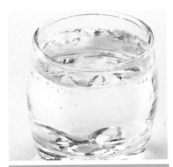

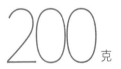

宜吃

碱化尿液，降血尿酸水平

每 日 推 荐 食 用 量

200克

嘌呤含量（每100克）

5.3毫克

热量（每100克）

0千焦

苏打水

主要营养成分	碳水化合物	蛋白质	钾
含量（每100克食物）	0克	0克	88毫克
与同类食物含量比较			低

防治痛风关键点

苏打水不含热量，而且富含碳酸氢钠，能碱化尿液，有利于肾脏将尿酸盐排泄出去，从而降低血尿酸值。

防治痛风吃法

痛风患者直接饮用即可。宜选有气少糖的苏打水饮料。另外，也不宜长期大量饮用苏打水，否则会出现碱中毒现象。

适宜人群

适合胃酸多、痛风、高尿酸血症患者。高血压患者慎饮。

这样搭配更健康

柠檬+苏打水 同食能开胃健食、预防皮肤老化。

Tips 如果有烧心的情况，可以适当喝一喝苏打水。

樱柠苏打水

总嘌呤含量 < 80 毫克

原料：樱桃150克，柠檬1个，苏打水200毫升。

做法：①将樱桃洗净，去核；柠檬洗净，对半切开。②将樱桃肉放入榨汁机中榨汁，最后挤入1汤匙柠檬汁，倒入苏打水调匀即可。

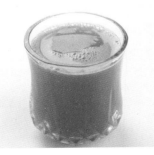

防治痛风功效：樱柠苏打水有活血通经、美容养颜的功效。另外，其口感清爽，有助于体内尿酸的排泄。

醋

主要营养成分	钠	碳水化合物	钾
含量（每100克食物）	262.1毫克	4.9克	351毫克
与同类食物含量比较	中	低	高

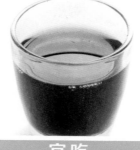

防治痛风关键点

醋的主要成分是水和醋酸，醋在体内代谢成二氧化碳和水，不会增加体内的排泄负担。醋中几乎不含嘌呤，使用量也不大，所以痛风患者可以放心选用。

防治痛风吃法

炒菜和凉拌菜中放醋，增加菜肴的风味。

宜忌人群

适合消化不良、慢性咽炎者。牙齿不好、低血压的人少吃。

这样搭配更健康
皮蛋＋醋 可中和皮蛋中的碱性物质，减少对胃肠的损害。

Tips 空腹不宜喝醋，因为胃酸分泌过多可能会伤害胃伤膜。

醋泡鸡蛋

总嘌呤含量＜5毫克

原料： 米醋100克，鸡蛋1个，蜂蜜适量。

做法： ①鸡蛋洗净，放入陶瓷或玻璃瓶中，倒入8度以上的米醋，将整个鸡蛋浸没，盖上盖。②两三天后蛋壳溶解，蛋体膨胀，破开蛋膜，将蛋清与蛋黄打散，再放一天即可。③两汤匙醋蛋液、两汤匙蜂蜜、四汤匙温开水调匀，空腹喝完。

防治痛风功效：醋蛋液能降血脂，增强机体抗氧化性，预防动脉硬化。

宜吃

开胃，助消化

每日推荐食用量

40毫升

嘌呤含量（每100克）

1.5毫克

热量（每100克）

130千焦

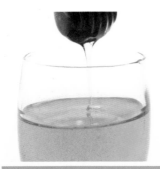

蜂蜜

主要营养成分	蛋白质	脂肪	碳水化合物
含量（每100克食物）	0.4 克	1.9 克	75.6 克
与同类食物含量比较	低	低	高

宜吃

清热润燥，改善便秘

每日推荐食用量

15克

嘌呤含量（每 100 克）

3.2毫克

热量（每 100 克）

1343千焦

防治痛风关键点

蜂蜜主要成分为果糖和葡萄糖。蜂蜜的优势在于它是一种天然食物，或者说是一种天然的糖类。可以代替白糖使用。除了糖分外，蜂蜜还含有一些抗氧化成分，对人体有益。但蜂蜜中糖分很高，对于肥胖症患者不建议过多食用。另外，蜂蜜中含有较多的果糖，果糖摄入过多会增加尿酸的产生，所以对于高尿酸血症患者来说，可以吃蜂蜜，但应限量。而对于痛风急性发作期患者、痛风合并肥胖症或糖尿病的患者来说，最好不要食用蜂蜜。

防治痛风吃法

对于酸味比较大的食物，如柠檬，以及其他较酸的水果，可以配以少量蜂蜜，使酸味变淡，让食物更加酸甜可口。

适宜人群

蜂蜜适宜肺燥咳嗽、干咳无痰之人食用；适宜肠燥便秘，尤其适合老年人、体弱者、病后、产妇便秘时食用。

忌吃人群

蜂蜜含糖量高，糖尿病患者不可摄入，肥胖症患者应减少摄入。未满一周岁的婴儿、肝硬化患者也不宜食用蜂蜜。

这样搭配更健康

枇杷＋蜂蜜 二者同食可润喉止咳，主治伤风感冒。

Tips 蜂蜜不能盛放在金属器皿中，以免蜂蜜变色、变味。

蜂蜜芒果橙汁

总嘌呤含量 < 10 毫克

原料：芒果、橙子各 1 个，蜂蜜适量。

做法：①将芒果沿核的方向切开，去核，用水果刀在果肉上划若干交叉线，抓住两端翻面，取出芒果果肉块；橙子去皮后取果肉切块。②将橙肉块，与芒果肉块一同放入榨汁机中，加入 150 毫升纯净水，搅拌 30 秒左右。③搅拌完毕后，加入蜂蜜即可饮用。

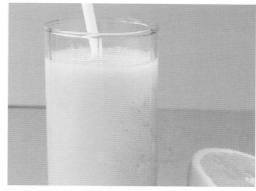

防治痛风功效：蜂蜜芒果橙汁含有丰富的胡萝卜素、维生素 C 等营养成分，具有润肠通便的作用，其嘌呤含量不高，非常适合痛风患者食用。

蜂蜜柚子茶

总嘌呤含量 < 15 毫克

原料：柚子 500 克，蜂蜜 250 克，冰糖 100 克，盐适量。

做法：①柚子涂上一层盐刷洗干净，削下薄薄的黄色柚子皮，柚子肉手撕成小块，将柚子皮切成细丝，在盐水里腌 1 小时，再入锅煮 10 分钟。②另起锅，将柚皮丝和果肉放进去，加一小碗水和冰糖，中小火熬 1 个小时，直至黏稠。放凉后加入蜂蜜即可。

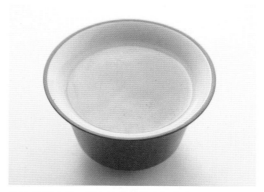

防治痛风功效：蜂蜜柚子茶能理气化痰、润肺清肠、去油解腻，还能排毒养颜。但因其含糖量较高，痛风患者饮用时应适量，每日用温水冲开一勺饮用即可。

牛奶草莓西米露

总嘌呤含量 < 20 毫克

原料：西米 70 克，牛奶 250 毫升，草莓 3 个，蜂蜜适量。

做法：①将西米放入沸水中煮到中间剩下个小白点，关火闷 10 分钟。②将闷好的西米加入牛奶一起冷藏半小时。③把草莓洗净切块，和牛奶西米拌匀，加入适量的蜂蜜调味即可。

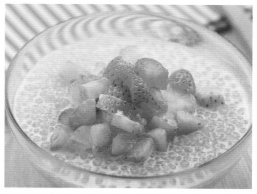

防治痛风功效：牛奶草莓西米露营养丰富，富含钙和维生素，有利于缓解痛风患者的症状。

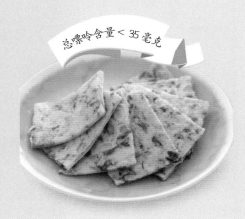

总嘌呤含量 < 35 毫克

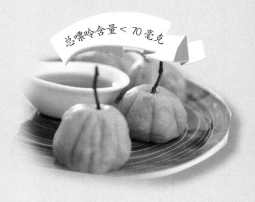

总嘌呤含量 < 70 毫克

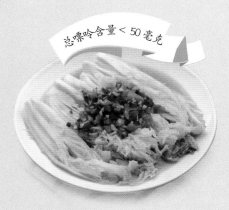

总嘌呤含量 < 50 毫克

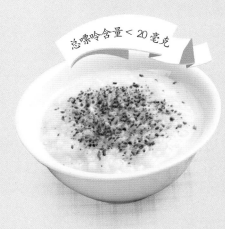

总嘌呤含量 < 20 毫克

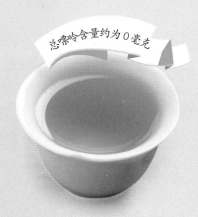

总嘌呤含量约为 0 毫克

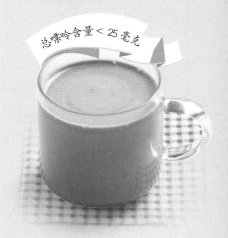

总嘌呤含量 < 25 毫克

第三章

防治痛风食疗方，止痛降尿酸

食物来源的嘌呤绝大部分会生成尿酸，很少被机体利用，所以从食物中摄取的嘌呤量对尿酸的浓度有很大影响，尤其是肾脏排泄尿酸已存在障碍的患者，食物中摄入的嘌呤量直接影响血液中尿酸的水平，甚至可诱发痛风急性发作。因此高尿酸血症和痛风患者的日常饮食营养治疗就显得格外重要。

心中有谱，知道吃与不吃

痛风的发作与不良饮食习惯有关，如果在患病初期阶段给予相关的饮食指导，对预防和控制痛风疾病的发展有很大的帮助。要想不得痛风病，易患人群首先就要把好入口关，还要避免诱发痛风的不良因素。否则，一旦体内的尿酸含量达到一定的水平，痛风就会"不期而至"。

哪些人容易患痛风

痛风是一种尿酸代谢障碍性疾病，具有一定的遗传倾向，因此对于家族中有痛风史的人，应注意患有痛风的可能。除先天因素外，后天的因素也对痛风发生有很大的影响，从各方面分析，以下人群容易患痛风。

（1）从性别上来说，男性比女性易患痛风，男女发病比例约为 20∶1。而且，女性患痛风的时间几乎都是在绝经以后，这可能与卵巢功能及性激素分泌的改变有一定的关系。

（2）从年龄上来说，年龄大的人比年轻的人易患痛风，通常痛风的发病年龄在 45 岁左右。不过，由于近年来人们生活水平普遍提高，营养过剩，运动减少，痛风正在向低龄化发展。现在 30 岁左右的痛风患者也很常见。

（3）从体重上来说，肥胖的中年男性，尤其是不爱运动、喜爱进食肉类、摄入蛋白质较多、营养过剩的人更易患痛风。

（4）从职业上来说，企事业干部、军人、教师、私营企业主等社会应酬较多的脑力劳动者和从事体力劳动者容易患痛风。

（5）从饮食上来说，进食高嘌呤饮食过多的人易患痛风，贪食肉类的人比素食的人易患痛风。另外酗酒的人也易患痛风。

痛风发作的主要诱因

血尿酸值迅速上下波动容易诱发痛风发作。如：血尿酸突然升高，尿酸在关节的滑液中形成针状尿酸盐结晶，而血尿酸突然降低，则可使关节内痛风石表面溶解，释放出针状尿酸盐结晶。常见导致痛风发作的诱因有：

（1）饮酒：乙醇导致血尿酸突然升高而诱发痛风发作，主要机制有以下三个：

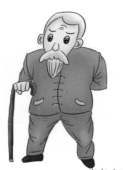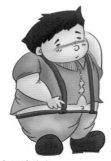

老年人以及过度肥胖的人很容易患上痛风。

①乙醇代谢使血乳酸浓度升高，而乳酸抑制肾脏对尿酸的排泄，从而导致血尿酸浓度升高。

②乙醇促进嘌呤代谢加速，而使血尿酸浓度快速升高。

③酒类可提供嘌呤原料。

（2）暴饮暴食：一次性摄入大量的高嘌呤食物，可使血尿酸快速升高。此外，食物的加工方式也影响嘌呤的摄入量，比如，肉汤中嘌呤含量远远大于肉食本身的嘌呤含量。

（3）着凉：关节局部温度降低，血液中的尿酸容易在关节析出形成尿酸盐结晶，而诱发痛风。醉酒后着凉也是痛风发作的最常见诱因。

（4）关节损伤：剧烈运动、走路过多等导致下肢关节慢性损伤，关节液中白细胞增多，尿酸刺激白细胞产生炎性细胞因子而导致无菌性炎症发作，诱发痛风。

（5）药物和疾病：

①一些药物干扰了尿酸从肾脏的排泄，而导致血尿酸突然升高，如利尿剂、小剂量阿司匹林等。

②大部分化疗药物使组织细胞被大量破坏，嘌呤大量释放导致内源性血尿酸突然升高而诱发痛风。

③凡导致人体细胞大量破坏的疾病，比如白血病肿瘤放疗等，都会引起血尿酸突然升高。

④过量食用降尿酸药物，使血尿酸浓度快速降低也易诱发痛风发作。

谨记"三多四少"，远离高尿酸

日常饮食中谨记"三多四少"，助你远离高尿酸。

三多：

①多喝水，如果发现自己尿酸过高，每天最好喝水 2 000 毫升以上，以增加尿量，尽可能把过多的尿酸排出去，夏季应适当增量。

②多吃蔬菜，大多数蔬菜嘌呤含量低，膳食纤维含量高，含有维生素、钾等对人体有益的成分，对降低血尿酸、缓解痛风大有好处。

③多吃苏打类食物，能起到中和高尿酸的作用。平时，不妨随身带一点苏打饼干，每次应酬后吃一点，以降低尿酸。

四少：

①少吃嘌呤含量高的食物，比如动物内脏、海鲜、肉类等。

②少吃火锅，涮一次火锅比一顿正餐摄入的嘌呤高 10 倍，甚至数十倍。

③少吃糖、油、盐，过量摄入不仅会加速分解尿酸和嘌呤，还会抑制肾脏排泄尿酸。

④少摄入热量，肥胖会引起内分泌系统紊乱，嘌呤代谢加速也可能导致血尿酸浓度增高。

设计自己的降尿酸食谱

　　防治痛风应平衡饮食，维持理想体重。蛋白质每日仍以不超过 80 克为宜，并发肾功能明显受损者应减少蛋白质的摄入。禁用高嘌呤食物，中嘌呤食物要限量地选用，其中的肉、鱼、禽类每日可用 60~100 克，还可将肉类煮熟弃汤后食用。低嘌呤食物可自由选用，其中新鲜蔬菜每日 250~400 克，水果每日 100~200 克。如果高尿酸血症和痛风患者坚持服用降尿酸药物，血尿酸长期保持在较理想的水平，饮食控制相对可以放宽。反之，如果血尿酸居高不下，饮食控制就相对严格。

怎样计算菜谱的嘌呤含量

　　防治痛风，除了需要知道哪些能吃，哪些少吃，哪些不能吃外，在日常饮食中还要掌握自己计算菜谱嘌呤含量的方法，才能做到饮食上不惧嘌呤。下面以"西红柿鸡蛋面"举例，其中用到西红柿 100 克、鸡蛋 1 个（约 60 克）、挂面 50 克，查询食物嘌呤含量表可知：

食物名称	每 100 克嘌呤含量
西红柿	4.3 毫克 /100 克
鸡蛋	6.3 毫克 /100 克
挂面	19.8 毫克 /100 克

所用食材嘌呤含量如下：
西红柿：100 克 ×4.3 毫克 /100 克 =4.3 毫克；
鸡蛋：60 克 ×6.3 毫克 /100 克 =3.78 毫克；
挂面：50 克 ×19.8 毫克 /100 克 =9.9 毫克，则这道面食所用食材的嘌呤含量为：4.3+3.78+9.9=17.98 毫克。再控制调味料、油的用量，这道面食的嘌呤含量可控制在 20 毫克以下。

　　计算方法大家都清楚了吗？简单来说就是用食材重量乘以每 100 克该食材的嘌呤含量。

巧烹饪，减嘌呤

　　在日常生活中有很多烹饪方法能够去除或减少食物中的嘌呤成分，使痛风患者所吃的食物品种多样化。

（1）鱼、肉类先氽再烹饪：嘌呤为水溶性物质，在高温下更易溶于水。所以，痛风患者在食用鱼、肉类食物时可先用沸水氽过后再烹饪。

（2）使用微波炉或不粘锅：痛风患者在饮食方面必须控制每日所需的热量，均衡各种营养成分的摄取。使用微波炉或不粘锅可避免因使用油而造成的热量过多，同时也减少了维生素的丢失。

（3）使用烤箱：烤箱既能除去多余的油，又能烤出香喷喷的美食。烤鱼或肉时在盘底铺上铝箔纸，可吸去溶出的嘌呤和油，降低食物中的嘌呤含量和热量。

轻松自制一日三餐

　　高嘌呤饮食一直是高尿酸血症和痛风的危险因素。而中医讲究"药食同源""药补不如食补""食疗胜似医疗"，认为食物除了可以饱腹、提供能量之外，也能治疗疾病，因此饮食是防治痛风的重要组成部分。食谱应遵循平衡膳食原则，可适量选择嘌呤含量中等的食物。下面就以一天的食谱为例，教你轻松自制"高质量低嘌呤"的一日三餐。

参考一日食谱：

早餐（可选用苏打饼干、牛奶、蛋类、通心粉、面条等）			
食物	原料	重量	嘌呤含量
脱脂牛奶		250 毫升	3.5 毫克
肉包	面粉	50 克	21.4 毫克
	猪瘦肉	50 克	
午餐（可选用精米、精面类制品，蔬菜搭配肉食、适量粗粮等）			
食物	原料	重量	嘌呤含量
白米饭	大米	100 克	18.1 毫克
洋葱炒牛肉	牛瘦肉	100 克	43.5 毫克
	洋葱	100 克	
	鸡蛋（取蛋清）	60 克	
西红柿炒丝瓜	西红柿	100 克	21.4 毫克
	丝瓜	150 克	
晚餐（应早吃、少吃且应素食。下午 6 点前进餐较合适）			
食物	原料	重量	嘌呤含量
红烧冬瓜面	面条	100 克	28.6 毫克
	冬瓜	100 克	
	油菜	20 克	
凉拌海蜇皮	海蜇皮	200 克	20.25 毫克
	黄瓜	50	
当天共摄入嘌呤含量约：156.75 毫克			

特别提醒①：两餐间适当加水果，一来可以饱腹，正餐时不致吃得太多，二来可以补充维生素，增加营养。

特别提醒②：大家平常见到的食物嘌呤表，是指每 100 克食物中含有的嘌呤量，有些菜肴中出现了高嘌呤食物，但是所用食物重量仅有几克，算下来所含嘌呤总量并不高，适当食用也是无妨的。

　　这样一天的嘌呤含量不高，而且又有主食、又有蔬菜，还有肉，营养丰富。大家还可以根据痛风食谱和家里人数，合理增加或替换菜品种类、样式，一顿饭下来，样式丰富，营养保证，摄入嘌呤总量又不高。好好吃饭，也能防治痛风。

防治痛风食疗方

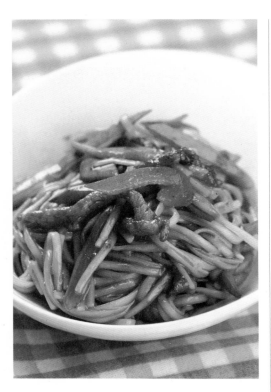

豆角肉丝炒面

总嘌呤含量 < 100 毫克

原料： 猪瘦肉 50 克，面条 100 克，豆角、红椒各 20 克，盐、酱油、香油、淀粉各适量。

做法： ①豆角、红椒洗净，切丝；猪瘦肉洗净，切丝，加盐、淀粉腌 10 分钟。②面条煮到九成熟，捞出拌香油。③油锅烧热，炒熟肉丝盛出，放豆角丝炒软，倒入肉丝、面条、红椒丝炒散，加盐、酱油调味即可。

防治痛风功效
豆角肉丝炒面含有丰富的 B 族维生素和蛋白质，可以补血养胃，为身体补充能量。

酱油炒饭

总嘌呤含量 < 25 毫克

原料： 米饭 200 克，蒜末、葱花、酱油、糖、盐各适量。

做法： ①将酱油、糖、盐在碗中混合成酱油液。②爆香蒜末，倒入酱油液搅拌。③火开大，加入米饭，翻炒均匀后加入葱花即可。

Tips
和制作其他炒饭一样，最好选用隔夜的米饭。

防治痛风功效
酱油炒饭能增强食欲，补充身体所需的糖分和氨基酸，痛风患者可用来供给日常能量所需。

因为酱油是比较咸的，这道炒饭也可以不用加盐。

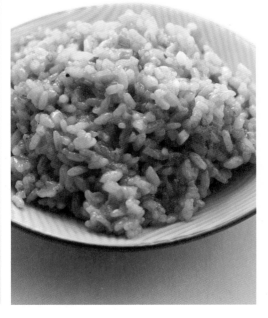

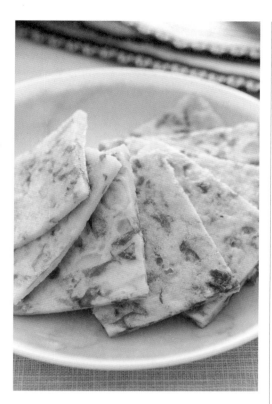

绿豆粥

总嘌呤含量 < 45 毫克

原料：大米 100 克，绿豆 30 克。

做法：①大米洗净；绿豆去杂质，洗净。②砂锅中倒水，下绿豆，煮开后倒入大米，煮熟即可。

Tips

绿豆性寒，不宜与温补性药物同食，会降低功效。

防治痛风功效

绿豆粥清热去火，清暑益气、止渴利尿，能降血脂、降胆固醇。但绿豆属于中嘌呤食物，食用时应适量。

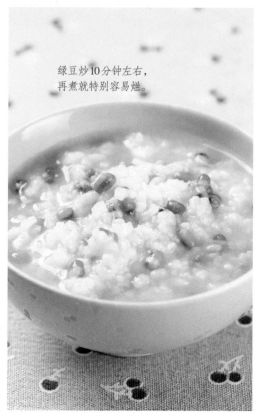

绿豆炒10分钟左右，再煮就特别容易烂。

紫菜鸡蛋饼

总嘌呤含量 < 35 毫克

原料：紫菜 10 克，鸡蛋 1 个，面粉、盐各适量。

做法：①紫菜清洗干净后，切碎装入碗中。②加入面粉、鸡蛋和适量水，并加少许盐，拌匀成糊状。③油锅烧热，将面糊摊饼煎熟，食用时切块即可。

防治痛风功效

紫菜富含钙、铁等矿物质，能治疗贫血，保持骨骼强壮，和鸡蛋、面粉做成鸡蛋饼既营养又不会让体重飙升。

还能这样做：

紫菜嘌呤含量很高，痛风患者可以减少紫菜用量，或者换成其他低嘌呤蔬菜。

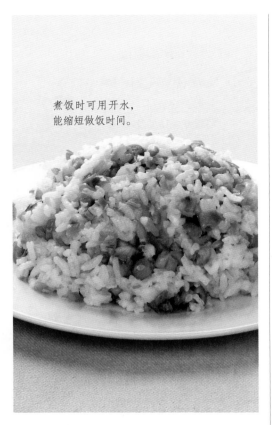

煮饭时可用开水，
能缩短做饭时间。

豆角焖饭

总嘌呤含量 < 60 毫克

原料：大米 200 克，豆角 50 克，盐适量。

做法：①豆角、大米洗净；豆角切碎，放在油锅里略炒一下。②将豆角碎、大米放在电饭锅里，加入比焖米饭时稍多一点的水焖熟，再根据自己的口味适当加盐即可。

防治痛风功效
豆角口感脆嫩，富含维生素 C、蛋白质，有安神除烦、补中益气的作用。

还能这样做：
因为豆角的嘌呤含量较高，可以换成其他低嘌呤含量的蔬菜，比方说红薯、南瓜。

红豆莲藕粥

总嘌呤含量 < 50 毫克

原料：红豆 50 克，莲藕 20 克，大米 100 克。

做法：①红豆提前冷水浸泡，洗净；大米洗净；莲藕去皮，切片。②将所有食材放入砂锅中，倒水，煮至粥成即可。

Tips

可以在煮红豆莲藕粥时加入少许盐，食用时有助于排出体内胀气。

防治痛风功效
红豆莲藕粥能刺激肠道，解酒解毒，尤其适合深秋吃，能滋阴润肺，通便利尿。但红豆的嘌呤含量相对较高，痛风患者宜少量食用。

红豆速冻一晚后再
煮，容易煮烂。

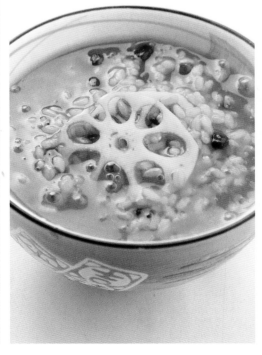

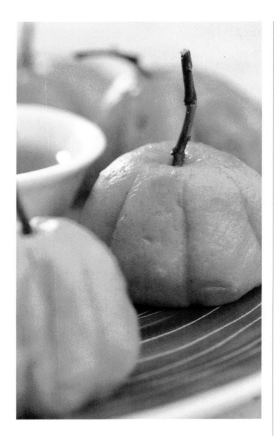

西红柿面片汤

总嘌呤含量 < 20 毫克

原料： 西红柿 1 个，面片 50 克，盐、香油各适量。

做法： ①西红柿用开水略烫，去皮，切滚刀块。②油锅烧热，炒香西红柿，炒成泥状后加入水烧开，加入面片。③煮 3 分钟后，加盐、香油调味即可。

Tips

空腹时不要吃西红柿，易伤胃。

防治痛风功效

西红柿面片汤具有健胃消食的作用，还可防止便秘。痛风患者常食不用担心会长胖。

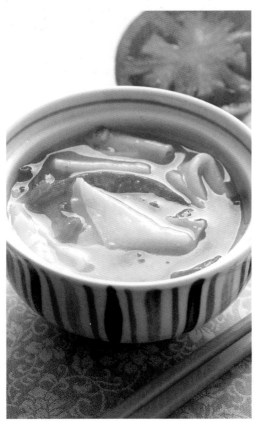

南瓜糯米糕

总嘌呤含量 < 70 毫克

原料： 南瓜 200 克，糯米粉 300 克，白糖、豆沙馅各适量。

做法： ①南瓜去籽，洗净，切块，包保鲜膜，用微波炉加热 10 分钟。②挖出南瓜肉，加糯米粉、白糖，和成面团。③将南瓜面团搓压成小圆球，包入豆沙馅做成南瓜造型，上锅蒸熟即可。

Tips

南瓜多吃会助长湿热，湿热体质不宜多食。

防治痛风功效

南瓜营养丰富，维生素 E 含量较高，有润肺益气、解毒止呕、缓解便秘的作用。

清炒芥菜

总嘌呤含量 < 30 毫克

原料： 芥菜200克，酱油、姜汁、白糖各适量。

做法： ①将芥菜择洗干净。②炒锅加油烧热，放入芥菜炒至断生，加水、姜汁煨片刻，捞出控水码在盘内。③酱油、糖调成汁，浇在芥菜上即可。

Tips

芥菜味苦，加少量的糖调味可以让口感更好。

防治痛风功效 芥菜富含多种维生素，有助于清除痛风患者血管内毒素，还是眼科患者和习惯性便秘患者的食疗佳品。

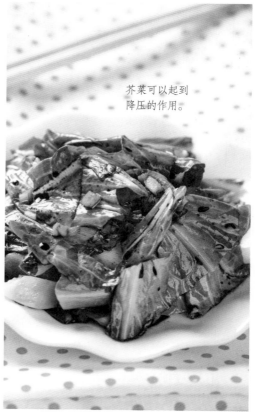

芥菜可以起到降压的作用。

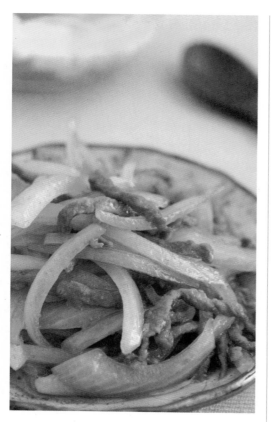

洋葱炒牛瘦肉

总嘌呤含量 < 45 毫克

原料： 牛瘦肉、洋葱各100克，鸡蛋（取蛋清）1个，酱油、盐、白糖、水淀粉各适量。

做法： ①牛瘦肉洗净，切丝；洋葱去皮，洗净，切丝。②牛瘦肉丝中加入蛋清、盐、白糖、水淀粉腌制片刻。③油锅烧热，放入牛瘦肉丝、洋葱丝煸炒，加酱油、盐调味即可。

Tips

一周吃一次牛肉即可，牛脂肪更应少食，以免增加胆固醇。

防治痛风功效 牛肉富含铁和蛋白质，能提高机体免疫力，适合痛风患者补血养血、修复组织；洋葱富含硒，有防癌功效，还可以促进消化和保护心血管健康。

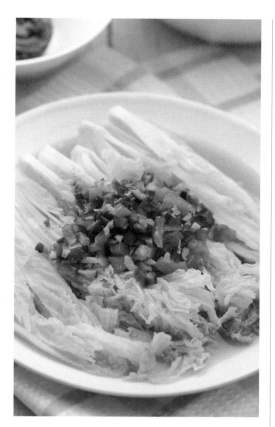

木耳炒鸭蛋

总嘌呤含量 < 20 毫克

原料： 鸭蛋 1 个，水发木耳 100 克，香菜 10 克，葱花、盐、花椒粉、酱油、香油各适量。

做法： ①木耳洗净，撕小朵，焯水；鸭蛋打散。②鸭蛋炒熟出锅，再将葱花爆香，放入木耳翻炒，加入盐、花椒粉、酱油等调味。③加入炒好的鸭蛋，撒上香菜，淋上香油即可。

> **还能这样做：**
> 鸭蛋胆固醇含量较高，可将鸭蛋换成鸡蛋。

防治痛风功效
木耳与鸭蛋搭配，可滋肾补脑，对痛风、用脑过度、记忆力减退等有一定的疗效。

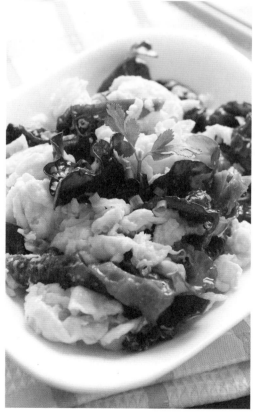

上汤娃娃菜

总嘌呤含量 < 50 毫克

原料： 娃娃菜 400 克，皮蛋 2 个，青椒、红椒、枸杞子、蒜、姜、葱、盐、水淀粉各适量。

做法： ①皮蛋剥壳切碎；枸杞子洗净，泡发；娃娃菜切成两半；青、红椒切丁；葱、姜、蒜切末。②油锅炒葱末、姜末、蒜末，倒入青、红椒丁，加水、枸杞子煮沸。③放入皮蛋和娃娃菜拌匀，煮至娃娃菜变软，加盐、水淀粉勾芡即可。

防治痛风功效
这道菜可以增进食欲，促进肠胃对食物的消化吸收，能润肺降压，养阴止血，缓解疲劳，增强抗病能力。

鸭血胆固醇比较高，不宜食用过多。

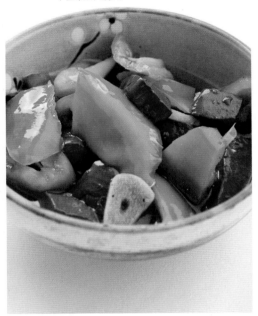

甜椒肉丝

总嘌呤含量 < 135 毫克

原料：猪瘦肉、甜椒各 100 克，盐、酱油、水淀粉各适量。

做法：①甜椒洗净，切丝；猪瘦肉切丝，加盐、水淀粉拌匀；盐、酱油、水淀粉兑成芡汁。②甜椒入油锅加盐炒至断生盛出。③炒锅置大火上，加油下肉丝炒变色，放甜椒，调芡汁，翻炒装盘即可。

Tips

猪瘦肉用盐、水淀粉抓匀，能保持软嫩。

防治痛风功效

这道菜能消脂减肥，两者搭配，营养互补，而且此道菜能开胃益气，增强身体抵抗力。

甜椒有多种颜色，与普通的辣椒相比，具有较高的含糖量和维生素 C。

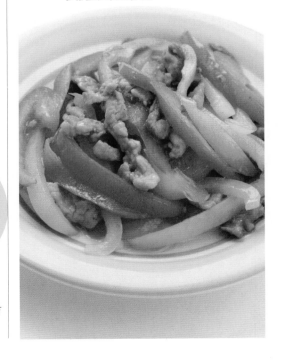

青椒鸭血

总嘌呤含量 < 35 毫克

原料：鸭血 200 克，青椒 50 克，蒜片、花椒、酱油、盐各适量。

做法：①鸭血、青椒切块。②锅中放花椒和水，烧开，放鸭血氽 3 分钟去腥，捞出。③油锅入青椒、蒜片炒香，倒入鸭血翻炒，加入适量酱油、盐即可。

Tips

鸭血一定要氽透以杀灭细菌。烹调时还可加葱、姜等去除异味。

防治痛风功效

鸭血含铁量高，有补血、护肝、清除体内垃圾、滋补养颜的功效。鸭血也是一种低热量、低脂肪的食物，嘌呤含量低，适合肥胖的痛风患者。

栗子鳝鱼煲

总嘌呤含量 < 200 毫克

原料：鳝鱼 200 克，栗子 50 克，姜片、盐、料酒各适量。

做法：①鳝鱼去内脏洗净，用热水烫去黏液，切段，放盐、料酒拌匀；栗子洗净，去壳。②将鳝鱼段、栗子、姜片放入锅内，加水煮沸后，转小火再煲 1 小时，加盐即可。

Tips

鳝鱼要现杀现烹，死鳝鱼体内组氨酸会转化为有毒物质。

防治痛风功效 这道菜能补虚祛寒，使身体强健、面色红润，也能消除脑力劳动带来的疲劳。但因其嘌呤含量比较高，痛风患者每次应少量食用。

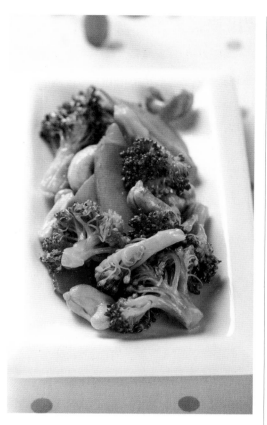

清炒腰果西蓝花

总嘌呤含量 < 45 毫克

原料：西蓝花 200 克，腰果 30 克，胡萝卜 50 克，盐、白糖、水淀粉各适量。

做法：①西蓝花洗净，掰块；胡萝卜切片；西蓝花块、胡萝卜片焯水。②将腰果炸至金黄色。③油锅烧热，放入西蓝花块、胡萝卜片翻炒，加入盐、白糖、水，煮沸后以水淀粉勾芡，再放入腰果略炒即可。

还能这样做：
油炸过的腰果热量突然增高，可以改用微波炉烤制的方法。

防治痛风功效 这道菜含有丰富的抗氧化成分，能增强免疫力，有助清肠排毒，还能降血压、降血脂。

鳝鱼中的"鳝鱼素"能降血糖，且脂肪极少，是糖尿病患者的理想食品。

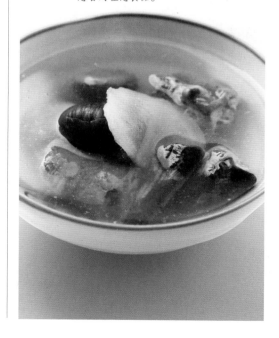

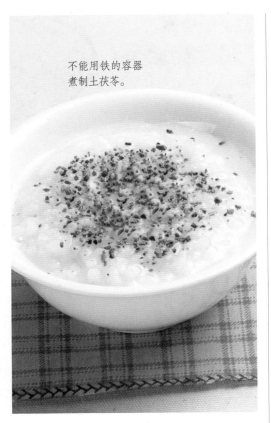

不能用铁的容器
煮制土茯苓。

土茯苓粥

总嘌呤含量 < 20 毫克

原料：土茯苓 30 克，大米 100 克。

做法：①将土茯苓洗净，晒干研成细粉备用。
②大米淘洗干净后，入锅
加水煮成稠粥，粥将
成时兑入土茯苓粉，
搅匀后再煮沸即可。

Tips

肝肾阴亏者慎服此粥，
食用时还应忌茶。

防治痛风功效 本药膳方对老年痛风病急性发作期、发作间歇期
均有益处。土茯苓可增加血尿酸的排泄。

当归柏子仁粥

总嘌呤含量 < 15 毫克

原料：当归 15 克，柏子仁 5 克，大米 80 克。

做法：①将当归切片，洗净；柏子仁洗净，
捣成泥，大米淘洗干净。②将柏子仁泥、大
米、当归放入锅中，加适量清水，
用大火烧开后转用小火煮
熟即可。

Tips

当归泡水喝后如出现
疲倦等情况，最好
立即停止服用。

防治痛风功效 柏子仁有安神的作用，当归有很好的补血活血、
润肠通便的作用，有助于活血化瘀，二者同吃，
能缓解痛风关节炎的症状。

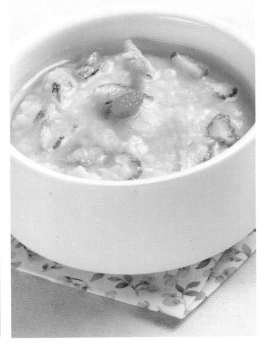

当归头止血，当归身
养血，当归尾活血。

陈皮泡水喝，能降低体内尿酸水平。

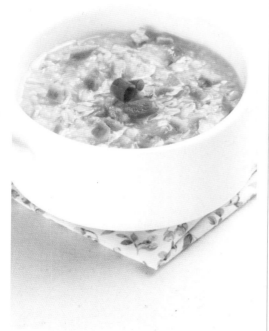

陈皮枸杞小米粥

总嘌呤含量 < 10 毫克

原料：陈皮、枸杞子各 15 克，小米 100 克。

做法：①陈皮洗净，晒干，研成细末。②枸杞子、小米分别淘洗干净，同放入砂锅，加适量水，大火煮沸后，改用小火煮 30 分钟。③待小米酥烂、粥将成时，调入陈皮细末，搅拌均匀，再用小火煮至沸即可。

Tips

陈皮对药效有影响，服药期间不要用陈皮泡水喝。

防治痛风功效
此粥有理气解郁、滋补肝肾、化瘀降脂的功效，适合痛风合并肝功能异常患者食用。

茄子粥

总嘌呤含量 < 25 毫克

原料：白茄子 100 克，大米 80 克，蜂蜜适量。

做法：①将茄子去蒂，洗净，切成小块。②另将淘洗干净的大米入锅，加水，先用大火烧开，加入茄子块，再转用小火熬煮成稀粥。③调入适量蜂蜜即可。

Tips

烹制茄子时，最好不要去皮，茄子皮含有丰富的 B 族维生素。

防治痛风功效
此粥有清热解毒、利尿消肿、降低血尿酸的作用，能够缓解痛风关节炎的疼痛症状。

茄子能有效降低体内胆固醇的含量，是痛风合并高脂血症患者的理想蔬菜。

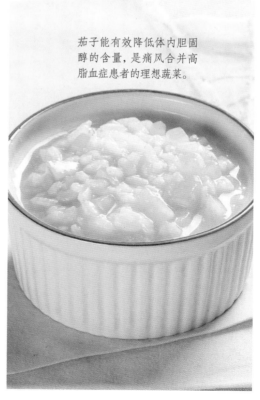

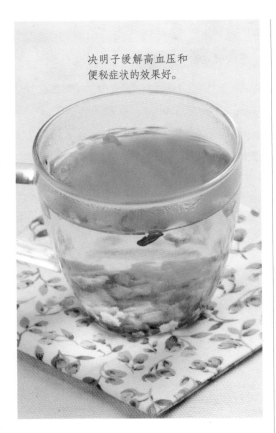

决明子缓解高血压和
便秘症状的效果好。

荞麦蜜茶

总嘌呤含量 <25 毫克

原料：荞麦面 100 克，茶叶 6 克，蜂蜜适量。

做法：①将茶叶碾成细
末，与荞麦面混合备
用。②每次取 20 克，
沸水冲泡，加蜂蜜搅
匀即可。

Tips

经常腹泻和消化功能
不佳者慎食荞麦。

防治痛风功效

此茶饮有润肺止咳、降气宽肠、降低血尿
酸的功效，荞麦的膳食纤维能够减脂瘦身，
适合肥胖的痛风患者减肥。

陈皮决明子茶

总嘌呤含量约为 0 毫克

原料：陈皮 10 克，决明子 20 克。

做法：①将陈皮拣去杂质，洗净后晾干或烘
干，切碎，备用。②将决明子洗净，敲碎，
与切碎的陈皮同放入砂锅
中，加水浓煎 2 次，每次
20 分钟，过滤，合并两
次滤汁，再用小火煮至
300 毫升即可。

Tips

决明子性寒，外感风
寒、内伤生冷等不宜
单味药大量服用。

荞麦中的芦丁可强化
血管、降血脂。

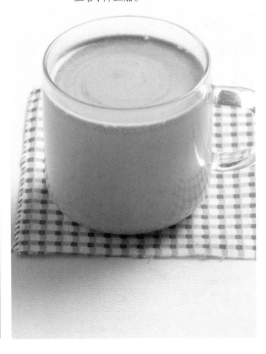

防治痛风功效

此茶有祛湿化痰、清肝降脂的功效，适合痛风
合并肝功能异常的患者饮用。

香蕉属于高钾食物，可以一定程度缓解痛风患者的症状。

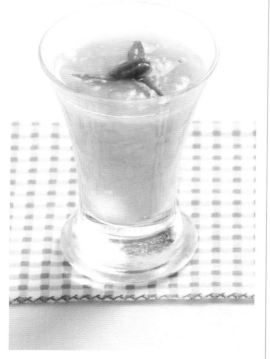

香蕉茶

总嘌呤含量 <5 毫克

原料： 香蕉 50 克，茶叶 3 克，蜂蜜 15 克。

做法： ①将茶叶放入茶杯中，加入沸水冲泡。②将香蕉去皮，碾碎，和蜂蜜一起调入茶水中即可。

Tips

香蕉性寒，含糖量高，脾胃虚寒、糖尿病患者不宜食用。

防治痛风功效
此茶饮有润燥滑肠、平肝降压、降低血尿酸的功效，适合痛风合并高血压患者饮用。

荷叶二皮茶

总嘌呤含量约为 0 毫克

原料： 干荷叶 50 克，西瓜皮、乌龙茶各 5 克，丝瓜皮 6 克。

做法： ①用纱布将干荷叶、丝瓜皮、西瓜皮、乌龙茶包好，放清水中浸泡清洗后备用。②砂锅中放水 5 杯，放入纱布包，上火熬煮至水沸，取汁即可。

Tips

荷叶性寒，女性月经期间、脾胃虚寒的人群不宜饮用。

防治痛风功效
此茶饮有清热利水、减肥降脂的功效，适合痛风合并高脂血症患者饮用。

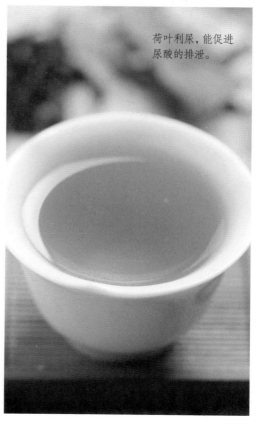

荷叶利尿，能促进尿酸的排泄。

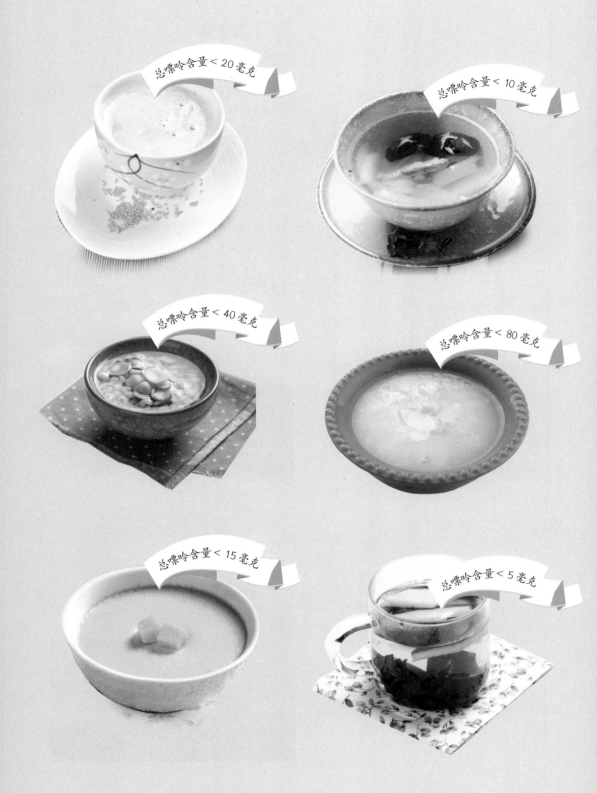

总嘌呤含量 < 20 毫克

总嘌呤含量 < 10 毫克

总嘌呤含量 < 40 毫克

总嘌呤含量 < 80 毫克

总嘌呤含量 < 15 毫克

总嘌呤含量 < 5 毫克

第四章

痛风急性发作期这样吃缓解疼痛

痛风急性发作时，不给予药物治疗，一般7~14天，关节疼痛会自行缓解；给予药物治疗，两三天即可缓解。其突出特点是起病突然，多数在半夜发作，迅速出现单个或多个关节的显著红肿、剧烈疼痛与活动障碍，严重影响正常工作与生活。痛风急性发作期的首要治疗目标就是及时、快速地缓解关节疼痛。这时，除了注意保养、服用药物外，还应积极调整饮食，缩短发病的时间。

宜吃低或极低嘌呤食物

　　痛风急性发作期，应严格限制嘌呤的摄入量，忌用含嘌呤高的食物，采用我国独特的烹调厨艺"以素托荤"，用土豆等代替肉食，多吃蔬菜，吃适量鸡蛋、牛奶和水果，多喝水。

低嘌呤食疗方

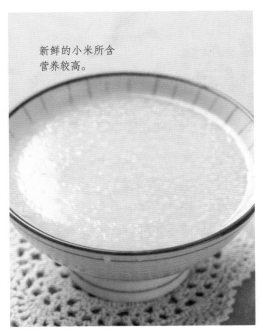

新鲜的小米所含营养较高。

小米粥

总嘌呤含量 < 10 毫克

原料： 小米 100 克。

做法： ①将小米淘洗干净。②小米开水下锅时先搅几下，盖上锅盖至小火熬 20 分钟时，开始不停地搅动，一直持续约 10 分钟，到呈黏稠状即可。

> *Tips*
>
> 表面形如油膏的"米油"可调养虚寒体质。

防治痛风功效　小米可以健脾益肾，非常适用于乏力、身体虚弱的痛风急性发作期患者。

胡萝卜苹果汁

总嘌呤含量 < 25 毫克

原料： 胡萝卜、苹果各 100 克。

做法： ①将胡萝卜、苹果分别洗净，切块。②把胡萝卜块和苹果块放入搅拌机里，加适量的凉开水搅打成汁即可。

> *Tips*
>
> 苹果嘌呤含量较高，可以增加胡萝卜用量。

防治痛风功效　此蔬果汁有降糖降脂、润肤养颜的功效，适合痛风合并高血压、高脂血症、冠心病患者饮用。

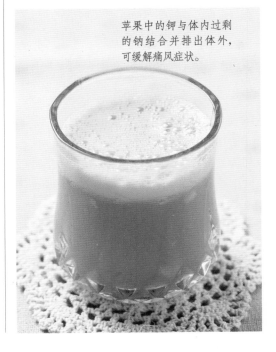

苹果中的钾与体内过剩的钠结合并排出体外，可缓解痛风症状。

双耳炒黄瓜

总嘌呤含量 < 35 毫克

原料：干木耳、银耳各 10 克，黄瓜 200 克，盐、姜末各适量。

做法：①干木耳和银耳温水中泡发，洗净，撕小朵；黄瓜洗净，切片。②油锅烧热，加姜末爆香，放木耳和银耳煸炒。③放入黄瓜片翻炒，至食材全熟，加盐调味即可。

Tips

嘌呤含量高的食材可减少用量，总体不超标即可。

防治痛风功效
黄瓜富含维生素C、钾和大量的水分，木耳及银耳富含膳食纤维，均有利于尿酸盐的溶解和排泄，可缓解痛风的症状。

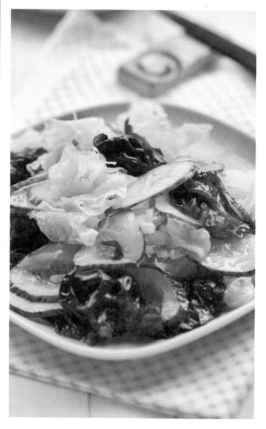

沙拉酱热量比较高，可先将沙拉酱稀释或用醋姜汁代替。

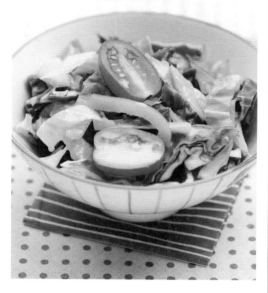

紫甘蓝沙拉

总嘌呤含量 < 30 毫克

原料：紫甘蓝 200 克，圣女果 5 个，洋葱、生菜、黄椒各 20 克，沙拉酱适量。

做法：①所有食材洗净，紫甘蓝、黄椒切丝；洋葱切块；圣女果对半切开；生菜用手撕开。②将紫甘蓝丝、黄椒丝、洋葱块略焯水，捞出沥干。③将所有食材加适量沙拉酱搅拌均匀即可。

防治痛风功效
此沙拉营养丰富，还有降糖、降脂、润肤养颜的功效，适合痛风合并肥胖症患者食用。

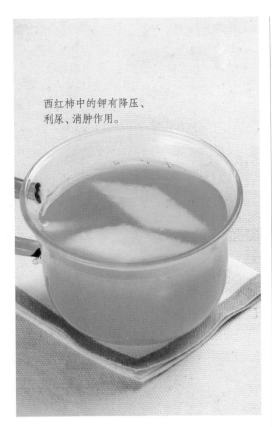

西红柿中的钾有降压、利尿、消肿作用。

田园土豆饼

总嘌呤含量 < 30 毫克

原料: 土豆 200 克,青椒 50 克,沙拉酱、淀粉各适量。

做法: ①土豆去皮、切块、蒸熟,压成土豆泥;青椒洗净,切末。②青椒末、沙拉酱倒入土豆泥中拌匀。③将土豆泥捏成小饼,外面裹上一层淀粉,入油锅煎至两面金黄即可。

Tips

储存土豆时与苹果同放,可防止土豆长芽。

防治痛风功效 香喷喷又营养丰富的土豆饼有降血压、降血脂、润肠通便的功效。怕长胖的痛风患者可以少放些沙拉酱,避免摄入过多热量。

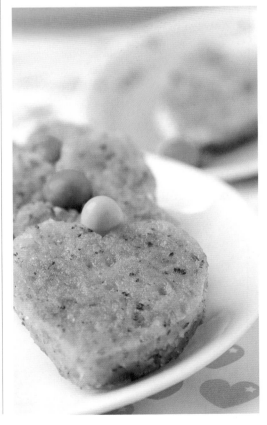

杨梅雪梨西红柿汤

总嘌呤含量 < 35 毫克

原料: 杨梅、雪梨各 100 克,西红柿 200 克,蜂蜜适量。

做法: ①杨梅、雪梨、西红柿洗净;雪梨去核,去皮,切块;西红柿切块。②将食材放入锅中,加水煮 10~15 分钟。③调入适量蜂蜜拌匀即可。

Tips

圣女果中维生素C的含量比西红柿高很多,但适合生吃。

防治痛风功效 这款汤能清热去烦、消渴生津,所含的钾有降压、利尿、消肿作用,能缓解痛风患者的症状。

西红柿玉米羹

总嘌呤含量 < 15 毫克

原料: 西红柿、鲜玉米粒各 100 克,香菜叶、盐、水淀粉各适量。

做法: ①将西红柿去皮,切成丁。②锅置火上,加适量水烧开,加玉米粒稍微煮几分钟。③倒入西红柿丁,水开后改小火,再加盐调味。④用水淀粉勾薄芡,撒上香菜叶即可。

还能这样做:

可以不加淀粉,改换成淋上少许蛋液,既有浓稠的效果,还更营养。

防治痛风功效
西红柿玉米羹膳食纤维丰富,且嘌呤含量低,钾含量较高,可促进尿酸盐的溶解和排泄。

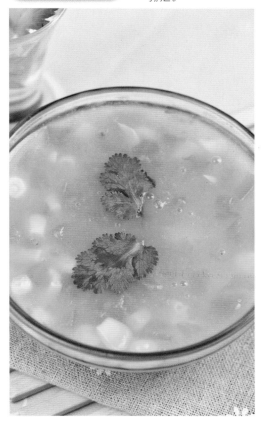

芥菜和红薯都富含膳食纤维,可促进尿酸盐的排泄。

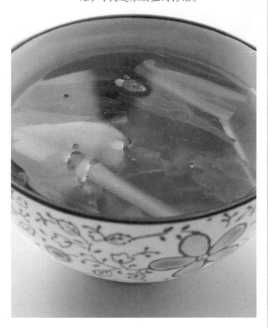

芥菜汤

总嘌呤含量 < 35 毫克

原料: 芥菜 200 克,红薯 100 克,盐、白糖各适量。

做法: ①芥菜洗净,切段;红薯洗净,去皮,切成小块。②将红薯放入水中煮至半熟,放入芥菜熬煮至软烂。③加盐、白糖调味即可。

防治痛风功效
芥菜富含维生素 C,能降低毛细血管的通透性,促进胆固醇的转化,使血脂下降,适合痛风合并高血压、高脂血症患者。

宜吃消炎、止痛的食物

痛风急性发作时一大明显症状就是感到疼痛，这种情况下，首要任务就是消炎、止痛。除了冰敷、抬高患肢、服用消炎止痛药等方法外，痛风患者还可以在饮食中寻找可以减少自己痛苦的食物，虽然没有药物作用来得快，但安全性比药物高。

消炎、止痛食疗方

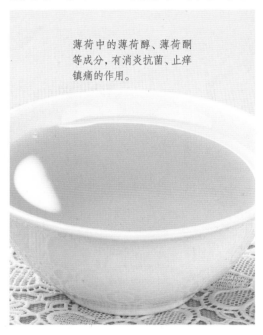

薄荷中的薄荷醇、薄荷酮等成分，有消炎抗菌、止痒镇痛的作用。

薄荷蜂蜜茶

总嘌呤含量 < 20 毫克

原料：薄荷叶 5 片，蜂蜜适量。

做法：①薄荷叶洗净后放入碗中，加入热水，加盖至散出香味。②稍凉后依个人口味加入蜂蜜。

Tips

此茶不要在晚上入睡前使用，以免影响睡眠。

防治痛风功效

此茶能放松精神，缓解压力，利尿去湿，消炎止痛，适合工作压力大的痛风患者。

金钱车前子汤

总嘌呤含量约为 0 毫克

原料：金钱草 30 克，车前子、泽泻、防己、黄柏、生地黄、地龙、赤芍各 10 克。

做法：①将所有药材放入砂锅中，用大火煮沸，转小火熬煮煎汤。②去渣取汤饮，每日 1 剂。

Tips

金钱草易引发皮炎，皮肤病患者要慎用。

防治痛风功效

此汤能缓解痛风性关节炎的疼痛，具有消炎去肿的功效。

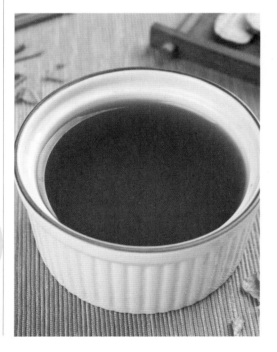

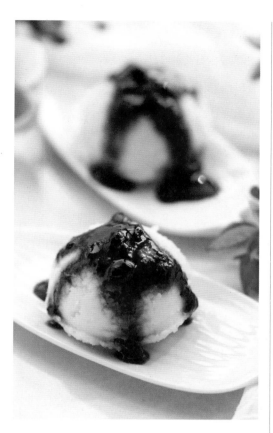

青椒炒茄子

总嘌呤含量＜ 30 毫克

原料： 茄子 150 克，青椒 50 克，盐、酱油、姜末、葱末各适量。

做法： ①茄子洗净，切成滚刀块；青椒洗净，切块。②爆香葱末、姜末，加茄子煸炒至变软后，放入青椒、酱油煸炒。③待青椒变软后，加盐调味即可。

Tips

茄碱在老的生茄子中含量高，摄入过多会引起身体不适。

防治痛风功效 茄子性凉，可清热止血、消肿止痛。青椒有降低血压、止痛消炎的作用，是非常适合痛风急性发作期吃的菜肴。

茄子富含维生素 P，对高血压等症有辅助治疗效果。

蓝莓山药

总嘌呤含量 <30 毫克

原料： 山药 200 克，蜂蜜、蓝莓酱、白醋水各适量。

做法： ①山药洗净，去皮，切长条。②将山药条放白醋水中浸泡 3 分钟取出，蒸 20 分钟取出捣成糊状。③将蓝莓酱和蜂蜜拌匀后，均匀地倒在山药上即可。

Tips

蓝莓鲜果外表的白色果霜是蓝莓新鲜的标志，越新鲜，白霜越多。

防治痛风功效 蓝莓具有花青素及单宁，有助于抵抗炎症和缓解疼痛，与补肾的山药同吃，有助于缓解痛风患者的疼痛。

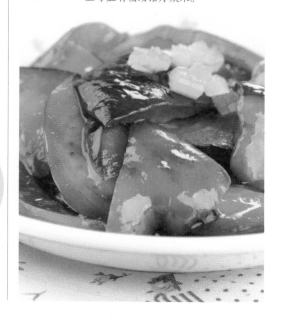

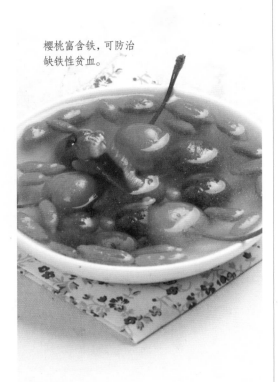

樱桃富含铁，可防治缺铁性贫血。

糯米百合粥

总嘌呤含量< 10 毫克

原料：糯米 50 克，百合 30 克。

做法：①糯米洗净，浸泡 30 分钟；百合用温水泡发。②锅中加适量水烧开，将糯米、百合放入锅内，小火熬煮至熟即可。

Tips

糯米不易消化，消化功能减退者应少食，糯米制品应加热后食用。

防治痛风功效

糯米可健脾补肾，止虚汗；百合清心安神，消炎止痛。二者同食可用于缓解因痛风发作所致的心悸、失眠、精神不安等症状。

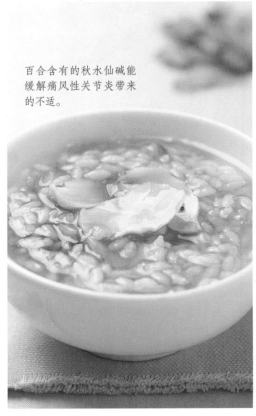

百合含有的秋水仙碱能缓解痛风性关节炎带来的不适。

樱桃桂圆甜汤

总嘌呤含量< 25 毫克

原料：樱桃、枸杞子各 30 克，桂圆肉 50 克，白糖适量。

做法：①将樱桃、桂圆肉、枸杞子洗净。②炒锅上火，放入桂圆肉、枸杞子，加水煮沸，再用小火炖约 20 分钟。③加入樱桃、白糖，起锅装碗即可。

Tips

樱桃止痛消炎的效果好，痛风关节炎患者每天可吃 5~10 颗樱桃。

防治痛风功效

此汤羹有消炎止痛、滋补养血、降低血尿酸的功效，嘌呤含量也不高，适合痛风患者当成甜点食用。

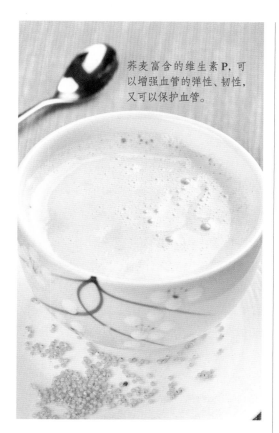

荞麦富含的维生素P，可以增强血管的弹性、韧性，又可以保护血管。

荞麦小米浆

总嘌呤含量 < 20 毫克

原料：荞麦、小米各50克，白糖适量。

做法：①分别将荞麦、小米洗净。②将荞麦和小米放入豆浆机中，加水搅拌煮熟成浆。③加适量白糖搅拌均匀即可。

Tips

荞麦性凉，且易造成消化不良，脾胃虚弱者不宜过量食用。

防治痛风功效

这款饮品补中益气，消食化滞，解除疲劳，能减肥瘦身，也能预防高脂血症、高血压，适合有并发症的痛风患者饮用。

陈皮姜粥

总嘌呤含量 < 20 毫克

原料：大米100克，陈皮、姜各10克。

做法：①大米淘洗干净，浸泡1小时；姜切成细丝。②锅内放入大米、陈皮、姜丝，加水大火煮开后，转小火煲熟即可。

Tips

姜、陈皮能发汗解表，理肺通气，对风寒型感冒有缓解效果。

防治痛风功效

姜含有止痛物质，如姜辣素、姜油酮等。因此，在做菜或者煲粥时可适当放一点姜，能够缓解痛风关节炎的疼痛症状。

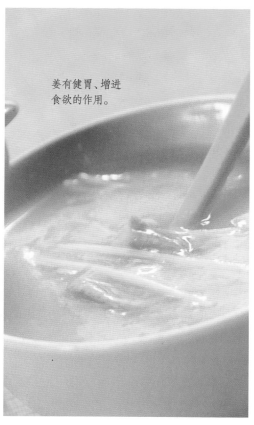

姜有健胃、增进食欲的作用。

宜吃利尿、消肿的食物

痛风急性发作期，发病的关节会红肿、发炎，水肿后组织变软，活动受限，最后影响日常生活。除了药物消炎止痛消肿外，饮食中应加入富含钾、利尿、消水肿的食物。

利尿、消肿食疗方

黄瓜芹菜汁

总嘌呤含量＜15毫克

原料：芹菜、黄瓜各100克。

做法：①黄瓜洗净，切段；芹菜去根，去叶，洗净，切段。②将食材放入榨汁机中，加适量温开水，榨出汁即可。

Tips

黄瓜含有丙醇二酸，可抑制糖类转化为脂肪。

防治痛风功效
黄瓜有清热、利水消肿的功效，芹菜利尿，二者一起榨成汁，是痛风患者非常好的消肿食物。

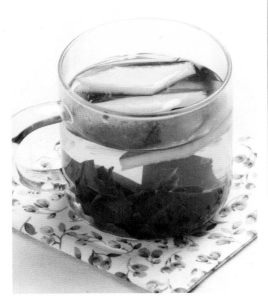

西瓜皮荷叶饮

总嘌呤含量＜5毫克

原料：新鲜西瓜皮250克（或干西瓜皮100克），鲜荷叶30克。

做法：①西瓜皮、荷叶洗净，西瓜皮切成菱形块。②西瓜皮和荷叶入锅，加水，煎煮30分钟即可。

Tips

西瓜瓤榨汁喝，能缓解酒醉后头晕、烦渴的症状。

防治痛风功效
西瓜利尿，荷叶降血压、降血脂，二者煎茶有清热解暑、降低血尿酸的作用。

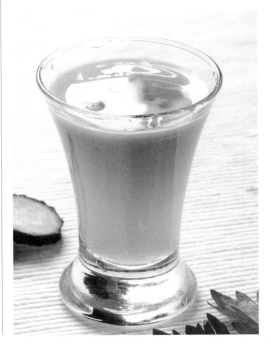

西葫芦糊塌子

总嘌呤含量 < 40 毫克

原料：面粉、玉米面、西葫芦各 100 克，盐、葱花各适量。

做法：①西葫芦洗净，切丝。②将面粉、玉米面、西葫芦丝、葱花、盐、适量温水一起搅拌成面糊。③平底锅放油烧热，将面糊倒入，摊平，用小火慢煎至饼熟即可。

Tips

面糊摊得薄一点，更容易熟。

防治痛风功效
西葫芦含丰富的水分、膳食纤维以及 B 族维生素，有润泽肌肤的作用。西葫芦还具有清热利尿、消肿散结的功能，可辅助治疗痛风患者的水肿症状。

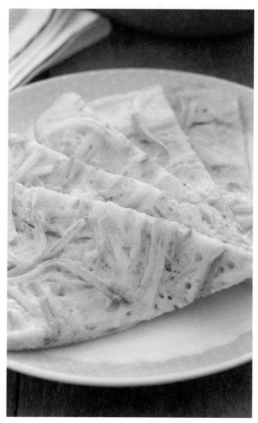

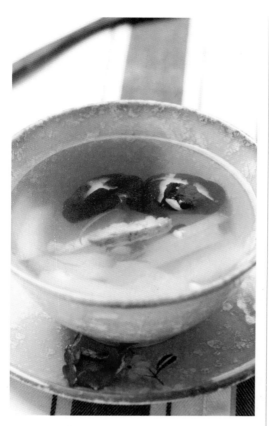

冬瓜陈皮汤

总嘌呤含量 < 10 毫克

原料：冬瓜 200 克，陈皮 5 克，香菇 2 朵，香油、盐各适量。

做法：①冬瓜去皮，洗净，切块；温水泡陈皮 5 分钟，洗净，切丝；香菇去蒂，洗净，顶部切十字花刀。②上述食材放入砂锅中，加入适量清水，大火煮沸转小火煲 1 小时，加盐调味，淋入香油即可。

还能这样做：
将冬瓜带皮煮汤喝，消肿利尿效果更为显著。

防治痛风功效
冬瓜富含维生素 C 和钾，可消除水肿、缓解痛风患者关节炎的疼痛。

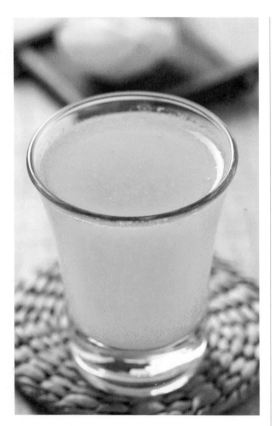

香蕉奶昔

总嘌呤含量 < 10 毫克

原料： 香蕉 100 克，牛奶 100 毫升，草莓 30 克。

做法： ①香蕉去皮，切块；草莓洗净，切半。②将牛奶、一半草莓与去皮的香蕉放入搅拌机内打成奶昔。③将奶昔盛在杯中，再用草莓做点缀即可。

Tips

香蕉有助于排便，缓解心烦、腹胀腹痛、口干口臭等。

防治痛风功效 香蕉富含维生素和矿物质，草莓可补充维生素 C，此款甜品营养丰富，利于消化，嘌呤含量低，适合痛风患者食用。

香蕉丰富的钾能排出体内多余的钠，消除水肿。

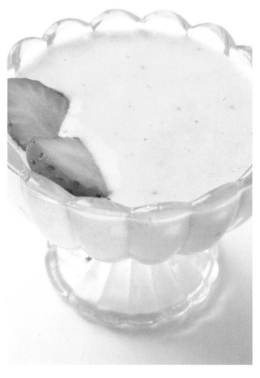

苹果蜜柚橘子汁

总嘌呤含量 < 5 毫克

原料： 柚子、苹果各 100 克，橘子 1 个，柠檬片 1 片，蜂蜜适量。

做法： ①柚子、橘子取果肉；苹果去皮及核，切块；柠檬片挤汁。②将上述材料全部放入榨汁机中，加入蜂蜜、温开水，搅打均匀即可。

Tips

柚子皮具有抗炎作用，可以泡水喝，还能放进冰箱除异味。

防治痛风功效 多种水果搭配，能生津开胃，而且丰富的维生素 C 能提高痛风患者身体的免疫力。

西芹炒百合

总嘌呤含量＜ 20 毫克

原料： 百合 50 克，西芹 150 克，葱段、姜片、盐、水淀粉各适量。

做法： ①百合洗净，掰成小片；西芹洗净，切段，焯水。②油锅烧热，放葱段、姜片煸炒几下，加入百合、西芹继续翻炒。③加盐调味，起锅前用水淀粉勾薄芡即可。

Tips

新鲜芹菜榨汁喝，排尿次数会明显增多，有利于水肿快速消退。

防治痛风功效

此菜富含利尿成分和膳食纤维，能利尿止痛，适合痛风合并肥胖症患者食用。

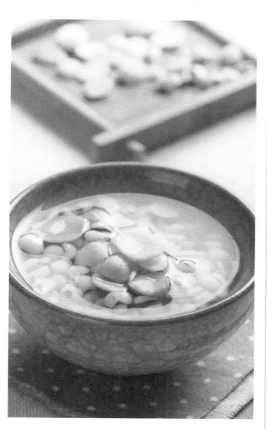

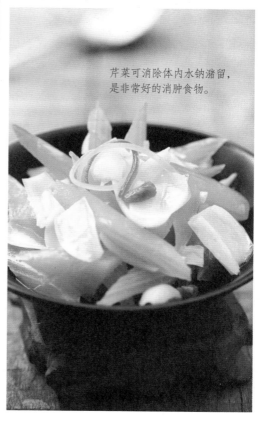

芹菜可消除体内水钠潴留，是非常好的消肿食物。

薏米杏仁粥

总嘌呤含量＜ 40 毫克

原料： 大米 100 克，薏米、杏仁片各 30 克，冰糖适量。

做法： ①先将薏米洗净，放蒸锅中蒸熟。②蒸薏米期间，大米淘洗干净后入砂锅大火煮开，加入蒸好的薏米，改小火煮成黏粥。③加杏仁、冰糖，煮开即可。

Tips

薏米不易熟，应提前浸泡 8 小时。

防治痛风功效

此粥有利水消肿、润肺止咳、补虚清心的功效，能使体内的电解质平衡，有利于尿酸的排泄。

宜吃固肾的食物

大部分痛风患者都存在不同程度的肾脏功能异常问题，比如肾虚、肾炎等，这些病症如果不及时治疗则很有可能诱发更严重的肾病。因此，多吃些固肾的食物不仅可以有效控制痛风病症，同时还能够保护肾脏健康。

固肾食疗方

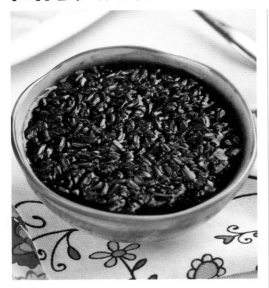

核桃五味子粥

总嘌呤含量 < 15 毫克

原料：核桃仁 40 克，五味子 6 克，大米 60 克，蜂蜜适量。

做法：①将核桃仁、五味子洗净。②将核桃仁和五味子与大米一起放入锅中，加水用大火煮沸，再用小火煮成粥即可。

防治痛风功效
核桃有补肾固精、消石利尿、润肠通便的功效。此粥用于增强痛风患者的肝肾功能。

地黄生姜粥

总嘌呤含量 < 60 毫克

原料：熟地黄 10 克，生姜 2 片，黑米 100 克。

做法：①取砂锅将熟地黄煎后取汁。②锅中加入黑米，加水大火煮沸，再用小火煮成粥。③黑米粥成时加入地黄汁和生姜，粥沸即可。

Tips

黑米较难煮熟，煮前浸泡一两个小时更好。

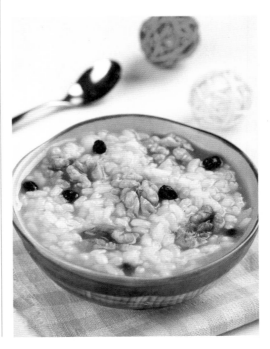

防治痛风功效
"补肾莫忘熟地黄"，熟地黄能促进造血、降血压，能防治痛风合并高血压、高脂血症。

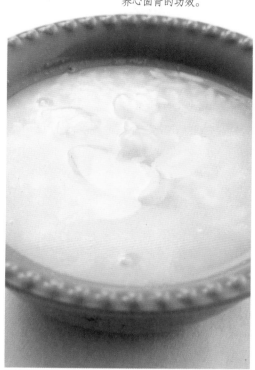

莲子有补脾涩肠、养心固肾的功效。

糯米百合莲子粥

总嘌呤含量 < 80 毫克

原料：糯米 200 克，百合 50 克，莲子 20 克，冰糖或蜂蜜适量。

做法：①糯米、百合、莲子洗净，浸泡。②砂锅水煮开后加入食材，大火煮开，小火继续熬煮约 1 小时。③加入冰糖或蜂蜜即可。

Tips

糯米的血糖生成指数高，痛风合并糖尿病患者要慎食。

防治痛风功效
此道粥补肾强身、清热去火、润肺去燥，适用于胃脘疼痛、心烦不眠及痛风患者。

山药枸杞汤

总嘌呤含量 < 65 毫克

原料：山药 200 克，枸杞子 20 克，猪瘦肉 40 克，盐、香油各适量。

做法：①山药去皮，切块；枸杞子洗净；猪瘦肉洗净，切丝。②锅中加水煮开，加山药、枸杞子、猪瘦肉丝同煮成汤，加盐、香油调味即可。

Tips

炖、煮、泡易对枸杞子所含的补肾物质造成损失，还是生吃最好。

防治痛风功效
山药和枸杞子都有滋肝补肾的功效，适当的猪瘦肉能给痛风患者提供体力。

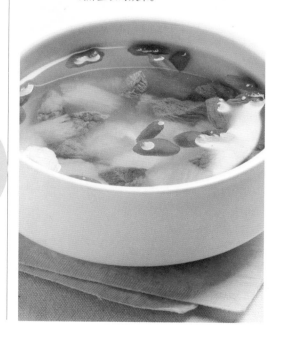

枸杞子有滋肝补肾、润肺止咳的效果。

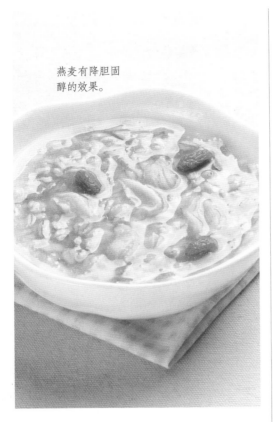

燕麦有降胆固醇的效果。

百合麦片粥

总嘌呤含量＜40 毫克

原料：百合 25 克，燕麦片 40 克，枸杞子适量。

做法：①百合、枸杞子洗净，备用。②百合放锅中加水煮熟，撒入燕麦片，加入枸杞子再煮 3~5 分钟即可。

Tips

百合以白色或略带淡黄色为佳。

防治痛风功效

此粥能润肺化痰，润肠通便，有利于减肥，促进尿酸排泄，适用于痛风、支气管炎等症。

山药粥

总嘌呤含量＜15 毫克

原料：山药 100 克，大米或糯米 50 克。

做法：①山药洗净后去皮，切片或丁，米淘洗干净。②二者一起放入砂锅中，加入适量水，大火煮开后，改小火熬煮至米熟烂即可。

Tips

山药中黏蛋白等物质有滋补作用，腹泻时可用作食补。

防治痛风功效

此粥有补肾、健脾、益肺的作用，对脾虚的慢性久泻有补脾止泻的功效。

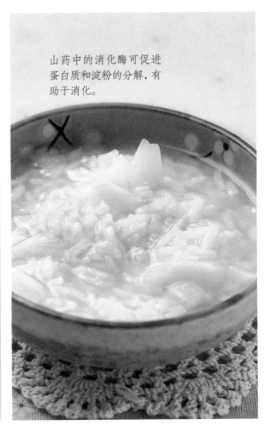

山药中的消化酶可促进蛋白质和淀粉的分解，有助于消化。

黑米含有的铜、锰、锌等矿物质比大米高1~3倍。

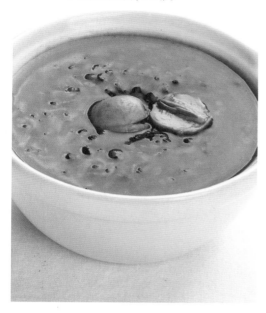

莲子黑米粥

总嘌呤含量 < 35 毫克

原料: 黑米50克,莲子10克,白糖适量。

做法: ①黑米洗净,用水浸泡一夜;莲子洗净,浸泡40分钟。②锅中加适量水,放入黑米和莲子,熬煮成粥,加白糖调味即可。

Tips

用泡黑米的水煮黑米粥,可以减少黑米的营养流失。

防治痛风功效

黑米富含大米所缺的维生素C、花青素、胡萝卜素及强心苷等成分,可健脾补肾、明目活血,对体质虚弱的痛风患者有很好的调节作用。

黑芝麻饭团

总嘌呤含量 < 60 毫克

原料: 米饭200克,黑芝麻、白醋、盐、白糖各适量。

做法: ①将白醋、盐、白糖混合拌匀,加入煮好的米饭中再次拌匀,凉凉。②锅置火上,放入黑芝麻炒香。③将米饭握成比拳头小一些的饭团,饭团表面裹上黑芝麻即可。

Tips

吃过多黑芝麻会摄入过量油脂,食用量为每天0.5~1匙即可。

防治痛风功效

黑芝麻有补肝肾、润五脏的作用,但黑芝麻热量高,少量与大米做成主食吃,不仅可以有效地控制痛风病症,还能够保护肾脏健康。

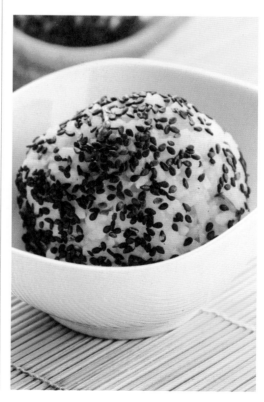

宜吃行气活血、舒筋活络的食物

热敷、适当的运动和按摩都能促进血液循环，但痛风急性发作期患者应尽量避开这些方法。除了药物，还需要从饮食上多摄取一些行气活血、舒筋活络的食物来缓解痛风症状。

行气活血、舒筋活络食疗方

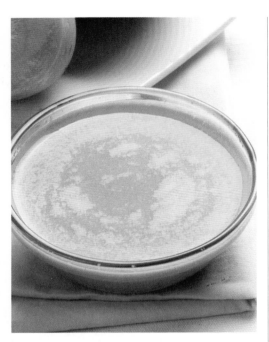

桃子胡萝卜汁

总嘌呤含量 < 15 毫克

原料：桃子、苹果各 200 克，胡萝卜 100 克。

做法：①桃子、苹果洗净，去皮、去核后切成小块；胡萝卜洗净，切碎。②将所有材料放入榨汁机中，榨成汁即可。

防治痛风功效

此蔬果汁营养丰富，热量低，能生津润肠、活血消积、降低血尿酸，适合痛风患者饮用。

木瓜牛奶蒸蛋

总嘌呤含量 < 15 毫克

原料：木瓜 200 克，鸡蛋 2 个，牛奶、白糖各适量。

做法：①木瓜去皮，切丁。②鸡蛋打散加牛奶、木瓜丁、白糖调匀，上锅蒸熟即可。

Tips

青木瓜榨汁，治疗痛风的效果好。

防治痛风功效

木瓜有疏通经络、祛风活血、镇痛、平肝、和脾、化湿舒筋的功效，适合痛风急性发作期食用。

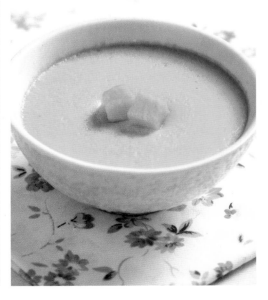

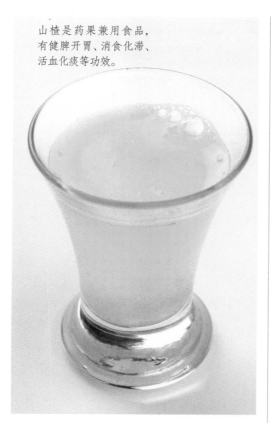

山楂是药果兼用食品，有健脾开胃、消食化滞、活血化瘀等功效。

橘子山楂汁

总嘌呤含量＜ 10 毫克

原料： 橘子 250 克，山楂 50 克，白糖适量。

做法： ①橘子去皮，榨汁；山楂入锅，加水煮烂，取汁。②山楂汁与橘汁混合，加入适量白糖即可。

还能这样做：
白糖的热量较高，可用适量蜂蜜替代，蜂蜜富含的钾有助于尿酸的排泄。

防治痛风功效
山楂活血化瘀，此汁能降压、降脂，适合并发高血压、高脂血症的痛风患者。

鸡蛋时蔬沙拉

总嘌呤含量＜ 15 毫克

原料： 熟鸡蛋 1 个，圣女果、洋葱、苹果、生菜各 30 克，沙拉酱适量。

做法： ①熟鸡蛋对半切开；圣女果切块；洋葱、苹果切片；生菜洗净，撕成小片。②把所有食材放入碗中，加沙拉酱拌匀即可。

Tips
苹果易氧化，最好现吃现做，并且沙拉酱要少放。

防治痛风功效
鸡蛋能够提供优质蛋白，蔬菜能提供膳食纤维，水果能提供维生素。其中洋葱有温阳活血的作用，还具有良好的降脂作用。

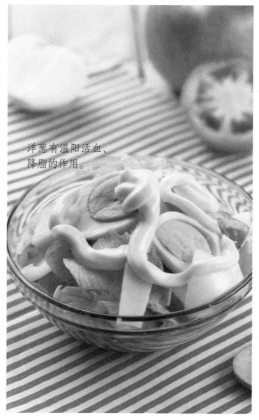

洋葱有温阳活血、降脂的作用。

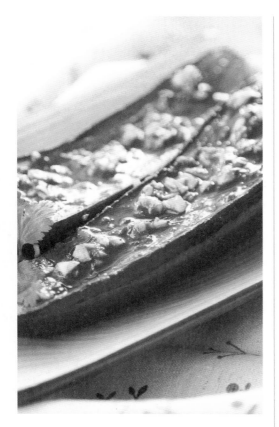

红枣大黄小米粥

总嘌呤含量 < 10 毫克

原料：大黄末 15 克，小米 100 克，红枣 10 颗。

做法：①小米洗净放入砂锅，加水，先用大火煮沸，倒入浸泡的红枣，继续用小火煨煮至小米酥烂。②粥稠时，调入大黄末，拌匀，煮至沸即可。

Tips

红枣含糖丰富，糖尿病患者不宜多食。

防治痛风功效

红枣保护肝脏，大黄消炎，能抑制痛风发作时关节的炎症反应。此粥有除积祛瘀、活血降脂的功效，适合痛风合并高脂血症患者食用。

红枣中的维生素 P，有保护毛细血管通畅，防止血管壁脆性增加的功效。

蒜香茄子

总嘌呤含量 < 30 毫克

原料：茄子 200 克，蒜蓉、盐、酱油、白糖、香菜叶各适量。

做法：①茄子一切为二，放入盐水中浸泡 5 分钟，捞出沥干，放入热油中炸软捞出。②锅中留底油，放茄子、酱油、白糖和盐，烧至入味，撒香菜叶、蒜蓉即可。

还能这样做：

油炸茄子会多摄入脂肪，烹制茄子可以先用蒸制的方式做熟，糖也要少放或不放。

防治痛风功效

茄子富含的维生素 P 可以增加毛细血管的弹性，具有活血功效。适合痛风合并高脂血症患者食用。

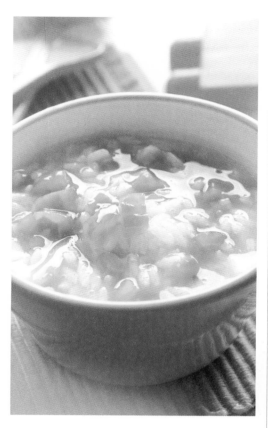

核桃橘子汁

总嘌呤含量 < 10 毫克

原料：核桃 30 克，橘子 100 克。

做法：①核桃去壳，洗净；橘子去皮。②将核桃仁、橘子全都放入搅拌机中加水制成果汁即可。

还能这样做：

橘子含有的活性物质橘皮苷可降低血液的黏滞度，减少血栓的形成。

防治痛风功效

橘子具有理气化痰、润肺清肠、补血健脾等功效，与补肾的核桃一起吃，有利于缓解痛风患者的症状。

苦瓜粥

总嘌呤含量 < 30 毫克

原料：苦瓜、大米各 100 克，冰糖、盐各适量。

做法：①将苦瓜洗净，去瓤，切成小丁。②另将淘洗干净的大米入锅加水适量，用大火烧开。③放入苦瓜丁、冰糖、盐，转用小火熬煮成稀粥。

Tips

苦瓜含有的生物碱类物质奎宁，有活血、清炎退热、清心明目的功效。

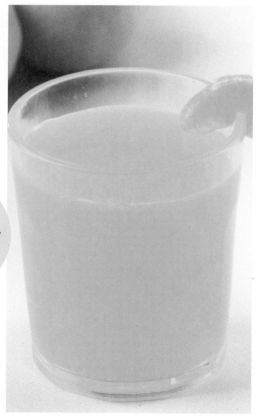

防治痛风功效

此粥具有除邪热、解劳乏、清心明目、益气壮阳的功效。苦瓜能促进糖分分解，改善口渴症状，适合痛风合并糖尿病患者。

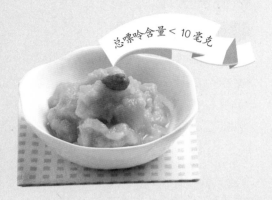

总嘌呤含量 < 10 毫克

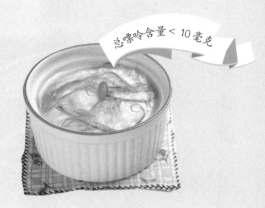

总嘌呤含量 < 10 毫克

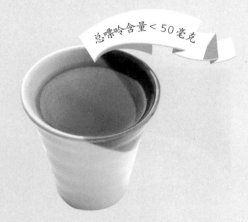

总嘌呤含量 < 50 毫克

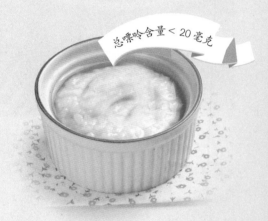

总嘌呤含量 < 20 毫克

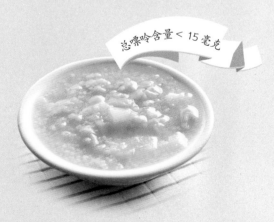

总嘌呤含量 < 15 毫克

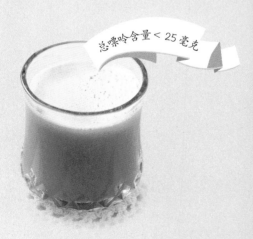

总嘌呤含量 < 25 毫克

第五章
痛风合并症饮食宜忌与食疗方

　　痛风患者容易并发糖尿病、高脂血症、高血压病、冠心病等疾病。因为这些并发症和痛风一样，都是慢性代谢性疾病，所以它们的发生是互为因果的。这些慢性代谢性疾病与痛风互相影响，有时会成为恶性循环。不同的疾病会有不同的饮食注意事项，了解这些对痛风合并症的预防和治疗尤其重要。本章就针对不同的并发症列出了相关的饮食宜忌以及对应的食疗方。

痛风合并肥胖症

　　肥胖既是痛风发病的危险因素，又是痛风发展的促进因素。肥胖症患者的尿酸水平通常会高于正常人，若痛风合并肥胖症还可影响药效，因此，肥胖症治疗最主要的措施就是减重。人们最熟悉的方法就是控制高热量食物的摄入并结合适量的运动。但应注意，胖子不是一天吃成的，减肥时，也不要操之过急，因为脂肪组织如果分解得过快，可能会产生酮症及乳酸浓度升高，从而抑制尿酸排泄，所以减肥以每月减少 1~2 千克体重为宜。

痛风合并肥胖症患者饮食宜忌

忌用煎、炸的烹调方法

　　煎、炸的食物含脂肪较多，并刺激食欲，不利于减肥。宜采用蒸、煮、炖、拌等烹调方法。另外，还有以下几种用油的小窍门：

　　1. 尽量选用不粘锅做菜，这样可以最大限度地减少油的用量。

　　2. 炸过的油不要再次用来炸制食物，尽快用其他的方法用完，切勿反复使用。

　　3. 炒菜后把菜锅斜放几分钟，让油流出来，然后再装盘。

　　4. 凉拌菜后放油，食物还没来得及吸收油脂已香味十足。

忌过多摄入脂肪

　　摄入脂肪过多会引起肥胖，加重痛风和高尿酸血症的病情。痛风合并肥胖症患者需限制过多的脂肪，主要是限制食用油和肥肉等含脂肪量高的食物，且宜食用植物油。在减肥饮食中脂肪应控制在总热量的 20%~25%。

忌过多摄入钠

　　肥胖者应限制钠的摄入量（每天盐的摄入量控制在 3 克左右，不超过 5 克），太多的盐不但增加身体负担，而且还会越吃越咸，其他食物也会跟着吃多，体重很难不增加。这时，不妨多一点醋，少一点盐，这样不但不会感到咸度不够，反而会感到菜更加可口，嘴里也不会觉得那么咸了，喝水和吃其他食物的量也会减少，体态会由此轻盈起来，并且低盐饮食对降低血压也有好处。

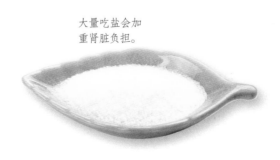

大量吃盐会加重肾脏负担。

忌过多吃糖

含糖的食品,蔗糖、麦芽糖、果糖、蜜饯及甜点心等,应尽量少吃或不吃。含膳食纤维多的食物可适当食用。摄取糖分会令胰岛素水平飙升,导致人体储存多余的脂肪。但有一种方法可以帮助"纠正"我们对糖的渴求,并抑制体重的增加,那就是:如果吃富含糖分的食物,那一定要伴随富含蛋白质或健康脂肪的食物一起吃,这样就可以抑制人体胰岛素的强烈反应,有利于控制体重。

宜少食多餐

越来越多的证据表明,在减少体脂方面,少吃多餐比多吃少餐效果更好。把原来一天的食物分成几份,变成一天 5 至 6 餐来吃,每隔三个小时就进餐一次,可以使营养物质供应更平稳,更充足,身体燃烧热量会更高效。这样做还能减少体脂储存的风险,促使养成更健康的饮食习惯,还能摄入更多的膳食纤维以及蛋白质和水分。比如:早餐→早加餐→午餐→午加餐→晚餐→晚加餐(每隔三小时吃一次)。特别要强调的是,晚饭要少量,六点过后吃点水果就可以了。

宜合理控制热量

对热量的控制,一定要循序渐进,逐步降低,以增加其消耗。痛风患者需要限制每日摄取的总热量,因此合理安排每天的热量非常重要。通常,每日所需热量的总量需要在三餐中进行分配,而分配的比例应为早餐 30%,午餐 40%,晚餐占 30%。不过,人体每日所需的热量也受到其所从事的劳动强度的影响。一般情况下,从事轻体力劳动的人所需的热量较少,为每日 83.7~125.6 千焦 / 千克标准体重;从事中等体力劳动的人所需的热量将稍微多一些,为 125.6~146.5 千焦 / 千克标准体重;而从事重体力劳动的人每日所需的热量大约 146.5 千焦 / 千克标准体重以上。

食物种类	宜吃食物	慎吃食物
果蔬类	柚子、苹果、李子、樱桃、冬瓜、黄瓜、西红柿、苦瓜、芹菜、白萝卜、大白菜、木耳	香蕉、菠萝、哈密瓜、葡萄、芋头、土豆、莲藕
谷豆类	小米、玉米、高粱米、薏米	面包、蛋糕、饼干、油条、花生、黄豆
肉、蛋、奶类	鸡蛋、鸭蛋、脱脂牛奶	各种肉类及动物内脏、全脂牛奶
水产、菌藻类	海参、海蜇皮	鱼皮、鱼卵、鱼干、螃蟹、淡菜
中药、饮品类	荷叶、陈皮、何首乌、泽泻、黄芪、决明子、苏打水	加工果汁、可乐、浓茶、豆浆、酒
其他类	醋、大蒜、橄榄油、茶油、玉米油	巧克力、白糖、冰淇淋、咸菜、酱菜、果酱、浓汤、肉汤

治痛风又减肥的食疗方

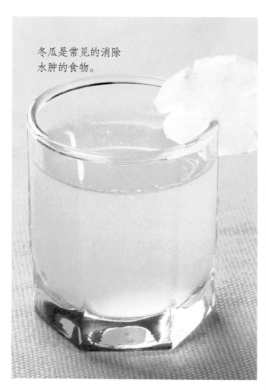

冬瓜是常见的消除水肿的食物。

冬瓜蜂蜜汁

总嘌呤含量 < 10 毫克

原料： 冬瓜 200 克，蜂蜜适量。

做法： ①冬瓜洗净，去皮和瓤，切成小块，放锅中煮 3 分钟。②捞出冬瓜块，放入榨汁机中加适量温开水榨成冬瓜汁。③加入蜂蜜调匀即可。

还能这样做：
冬瓜皮的利尿性比冬瓜肉好，更有利于尿酸的排出，因此榨冬瓜汁时可以把皮去薄一些。

防治痛风功效
冬瓜利尿消肿，能有效缓解痛风患者的水肿症状，冬瓜热量低，是痛风患者理想的减肥佳品。

决明降脂粥

总嘌呤含量 < 20 毫克

原料： 炒决明子 15 克，山楂 50 克，白菊花 6 克，大米 100 克，白糖适量。

做法： ①将炒决明子和白菊花一起加水煎煮 2 次。②药液滤过后与淘洗干净的大米、去核的山楂一同煮成粥。③调入适量白糖即可。

Tips
白糖要尽量少放。

防治痛风功效
山楂活血化瘀，决明子润肠通便，白菊花中黄酮类物质能保护细胞，减少游离的嘌呤量。三者同用，适用于痛风合并单纯性肥胖症患者。

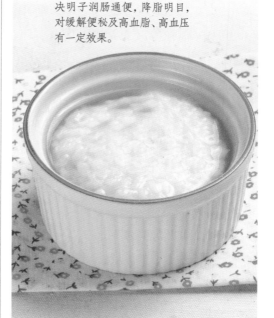

决明子润肠通便，降脂明目，对缓解便秘及高血脂、高血压有一定效果。

香油芹菜

总嘌呤含量 < 15 毫克

原料：芹菜 100 克，当归 2 片，枸杞子、盐、香油各适量。

做法：①当归加水熬煮 5 分钟，滤渣取汁备用。②芹菜择洗干净，切段，焯熟；枸杞子用凉开水浸洗 10 分钟。③芹菜段用盐和当归水腌片刻，再放入少量香油，腌制入味后盛盘，撒上枸杞子即可。

Tips

凉拌生吃能最有效摄取芹菜中的钾，促进尿酸的排出。

防治痛风功效

芹菜的热量很低，能缓解便秘，有利于控制痛风患者的体重。

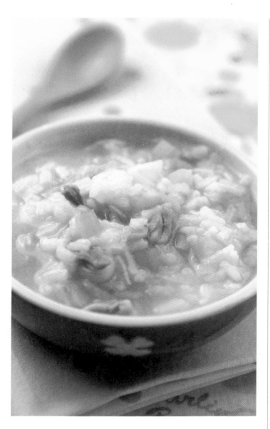

玉米鸡丝粥

总嘌呤含量 < 90 毫克

原料：鸡胸肉、大米、玉米粒各 50 克，芹菜 20 克，盐适量。

做法：①大米、玉米粒洗净；芹菜洗净，切丁；鸡胸肉洗净，煮熟后捞出，撕成丝。②大米、玉米粒、芹菜丁放入锅中，加适量水，煮至快熟时加入鸡丝，煮熟后加盐调味即可。

Tips

肉类先煮熟，弃汤后再烹调，这样可以减少近一半的嘌呤含量。

防治痛风功效

鸡胸肉富含蛋白质，是鸡肉中热量最低的部位，玉米和芹菜富含膳食纤维，有助于肠道蠕动，对排出尿酸和减肥有一定的功效。

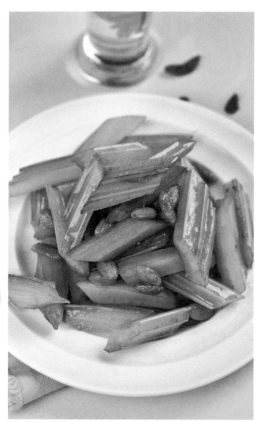

痛风合并高脂血症
痛风合并高脂血症患者的饮食宜忌

忌吃胆固醇高的食物

胆固醇过高者平时应少吃或忌吃蛋黄、肉类(特别是肥肉)、鸡皮、鸭皮、虾皮、猪脑、猪肝、皮蛋、蟹黄、猪腰子、鱼子、对虾、奶油、鱼肝油等含胆固醇高的食物。

忌就餐次数过少

有人认为,空腹时间越长,体内脂肪积聚的可能性越大。国外一项调查发现,每日就餐 3 次或 3 次以下者,患肥胖症者占 57%,胆固醇增高者占 51.2%;每日就餐 5 次及以上者,患肥胖症者占 28%,胆固醇增高者仅 17.9%。

忌晚餐过量及过晚

人在晚间的基础代谢率高,各种消化酶的分泌相对旺盛,食物容易消化和吸收,同时晚上的活动量少,能量消耗少,若进食过量,就会转化为脂肪,使人发胖。因此,主张晚餐摄入的热量应不超过全天总量的 30%。而且晚餐不宜过晚,晚餐过晚及吃难以消化的食物,会促使胆固醇在动脉壁上沉积,也会加速动脉硬化。

忌吃太多甜食

有人在饲养动物时,用蔗糖代替淀粉,导致动物的胆固醇和甘油三酯均增高。在脂肪摄入量较高的某些国家和地区,当用糖量升高时,冠心病的发病率也会升高。所以,痛风合并高脂血症患者一定要控制甜食的食用量。

忌盲目节食

长期限制饮食,体内缺乏碳水化合物,导致甘油三酯合成减少,因而血中甘油三酯含量也降低。而胆固醇含量并不受糖代谢的影响,仍然升高。若患者盲目节食或限制饮食,反而造成严重的营养不良,从而损害身体健康。

食物种类	宜吃食物	慎吃食物
果蔬类	西瓜、苹果、橘子、山楂、大白菜、黄瓜、芹菜、西红柿、苦瓜	甘蔗、榴莲、菠菜、韭菜
谷豆类	大米、玉米、馒头、红薯	糕点、油条
肉、蛋、奶类	脱脂牛奶、鸡蛋	各种肉类及动物内脏
水产、菌藻类	海参、海蜇	鱼类、海带、紫菜、香菇、银耳、金针菇
中药、饮品类	防己、黄芪、山楂、何首乌、川芎、三七、人参、水蛭	浓茶、酒、加工果汁、可乐
其他类	醋、榨菜、橄榄油、茶油	咸菜、酱菜、辣酱、浓汤、肉汤

治痛风又降血脂的食疗方

白萝卜的含钙量较高，
是机体补钙的好来源。

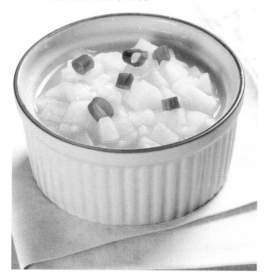

白萝卜粥

总嘌呤含量 < 30 毫克

原料： 白萝卜、大米各 100 克，葱花、盐各
适量。

做法： ①白萝卜洗净，切
成丁，撒少许盐抓腌一
下（去涩味）后用水洗
干净，沥水；大米淘洗
干净备用。②将大米入砂
锅，大火烧沸，加入白萝卜丁，转小火煮至
粥黏稠，撒上葱花即可。

Tips

白萝卜能消胀下气，此
粥适合腹胀、便秘的
痛风患者食用。

防治痛风功效

此粥理气化痰，能降低痛风患者体内的血脂水平，
还能减肥。白萝卜不含糖分、不含胆固醇，适合
高血压、高血脂、高血糖的患者长期食用。

山楂栗莲汤

总嘌呤含量 < 30 毫克

原料： 山楂、莲子各 50 克，熟栗子 20 克，冰
糖适量。

做法： ①莲子提前泡发；山楂洗净，切片；
熟栗子去皮。②莲子、山楂、栗子入锅内加
水用大火煮沸后，改小火煮 1 小时，加入冰
糖调味。

还能这样做：

怕苦，可以去掉莲
子心。莲子加温水和
纯碱，换水刷洗，刷
至表皮光滑时，用小
竹签插入顶去莲心。

防治痛风功效

此汤安神助睡眠，能
开胃健食，促进体内
脂肪消耗，降脂平压，
适合痛风合并高脂血
症患者。

栗子生吃难消化，熟
食易滞气，不宜多食。

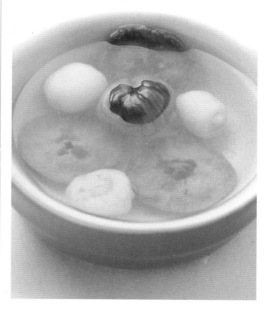

痛风合并糖尿病

人体血尿酸值像血糖一样，随着年龄增长和体重增加，有着上升的趋势。糖尿病会损害肾脏功能，导致体内尿酸增加，排泄量却减少了。此外，有学者认为，血尿酸升高可能会直接损害胰岛 β 细胞，影响胰岛素分泌而引发糖尿病，甚至部分痛风患者存在胰岛素抗体加重糖尿病。一般痛风患者合并糖尿病的概率是正常人的 2~3 倍，与肥胖、营养过剩、不喜欢活动等也有着直接关系。

痛风合并糖尿病患者饮食宜忌

忌过量吃水果

绝大多数的水果嘌呤含量均较低，从这个角度来说对痛风患者属于不受禁忌之列。但水果中含有较多果糖，如果大量吃水果，摄入过多的果糖，对于血尿酸的控制是有不利影响的。而且对于痛风合并糖尿病患者来说，水果所含的糖分不利于血糖的控制，进食过量会引起血糖升高。所以，痛风合并糖尿病的患者吃水果时一定要严格限量。

忌过量摄入碳水化合物

碳水化合物摄入过多不但会使血糖升高，诱发或恶化糖尿病，而且会使碳水化合物转化为脂肪，沉积体内，致使身体肥胖，而肥胖又导致胰岛素抵抗，胰岛素抵抗又可能导致糖、脂质、嘌呤代谢失常，诱发或加重糖尿病、高血压病、痛风、血脂紊乱等。饮食控制上，糖尿病患者应以食粗粮为主，而痛风患者以进食细粮为佳。痛风合并糖尿病患者则应按照病情而定，定时定量进餐。

忌吸烟

长期吸烟者，尼古丁可不断地损伤血管内壁，使胆固醇大量沉积在血管壁，致动脉硬化；并能兴奋交感神经，使血管收缩。这些因素都可以造成组织缺血、缺氧，诱发糖尿病及痛风病的发作，或加重其病情，促进并发症的发生、发展。

忌喝酒

啤酒、果酒等都是富含嘌呤的饮料，尤其是啤酒，大量喝酒还会造成血液中有机酸，尤其是乳酸浓度升高，有机酸在肾脏阻碍尿酸排泄。另外大多数酒类含有较高的热量，容易使人发胖（啤酒肚形成的原因之一），酒喝多了，容易导致血糖更高，不好控制。再者是，酒精损伤肝肾，糖尿病患者往往需要服用大量的药物，而且是长期服用，许多药物都有一定的毒性，大量喝酒会造成肝肾损伤叠加。痛风合并糖尿病患者还是不饮酒为好。

宜吃瘦肉

吃富含蛋白质食物时，应选瘦肉，并选择炖、煮等烹饪方式，吃肉而弃汤。因为肉类经长时间加热后，汤中含有大量的胆固醇、饱和脂肪酸及嘌呤等成分。正常情况下每天补充蛋白质 60 克，每天肉类摄入量 75~100 克即可。

宜多吃富含膳食纤维的食物

富含膳食纤维的食物主要是各种蔬菜，其热量比较低。多吃蔬菜，无论对痛风还是糖尿病都有好处。膳食纤维不仅能被人体消化吸收，还能延缓碳水化合物的吸收，对平稳血糖非常有利。同时，膳食纤维能增加粪便量，促进排便，对帮助尿酸随粪便排出十分有好处，对防治糖尿病、高血压病、痛风、肥胖症等都是有益的。

宜饮水充足

多饮水能使血液有效循环量增加，血液黏稠度降低，有益于体内各种物质代谢过程的进行。饮水充足对痛风患者尤为重要，多饮水可以使尿量增多，增加尿酸的排出，使血尿酸浓度降低，防止痛风发病。尿量增加还能稀释尿液中尿酸浓度，使尿酸水平降低，尿酸形成结晶减少，肾结石及尿酸对肾脏的损害减轻，降低痛风肾病的发病率。实践证明，患者每天饮水 3 000 毫升左右较合适。

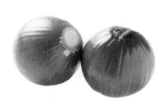
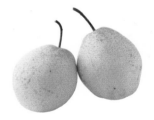
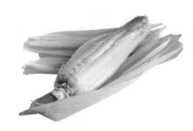

食物种类	宜吃食物	慎吃食物
果蔬类	山楂、苹果、雪梨、芹菜、黄瓜、南瓜、魔芋、洋葱、马齿苋	甘蔗、榴莲、菠菜、韭菜、豇豆
谷豆类	燕麦、糙米、玉米、高粱、薏米、荞麦	蛋糕、油豆腐、豆泡、素什锦、豆浆
肉蛋奶类	蛋清、脱脂牛奶	精瘦肉、鸽肉、肥肉、动物内脏、全脂牛奶
水产、菌藻类	海参、海蜇皮	带鱼、沙丁鱼、金枪鱼、木耳、银耳、金针菇、香菇、鸡腿菇、海带
中药、饮品类	葛根、黄芪、地黄、麦冬、金银花、淫羊藿	浓茶、酒、加工果汁、可乐
其他类	醋、大蒜、橄榄油、茶油	巧克力、糖果、冰淇淋、肉汤

治痛风又降血糖的食疗方

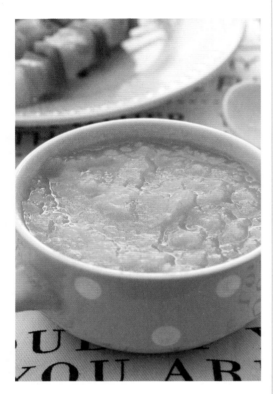

芹菜白萝卜饮

总嘌呤含量 < 25 毫克

原料: 芹菜 150 克,白萝卜 100 克,鲜车前草 30 克。

做法: ①将芹菜、白萝卜、车前草洗净,捣烂取汁。②小火煮沸后温服。每日 1 次,疗程不限。

Tips
车前草泡脚,对治疗痛风有一定作用。

防治痛风功效 芹菜降压降脂;车前草清热利尿;白萝卜富含膳食纤维,可调节餐后血糖,防止便秘。此饮品适宜痛风并发糖尿病、脂肪肝患者食用。

奶香南瓜糊

总嘌呤含量 < 10 毫克

原料: 南瓜 100 克,土豆50克,牛奶300毫升。

做法: ①南瓜、土豆去皮后切小块,蒸熟。②用搅拌机将蒸熟的南瓜块、土豆和牛奶打匀成糊状。③将南瓜牛奶糊倒入碗中。

还能这样做:
糖尿病患者应避免喝特浓牛奶,这种牛奶口感好,但热量太高,应尽量选择低脂或者脱脂牛奶。

防治痛风功效 南瓜、土豆含糖量低,富含膳食纤维,并有降血脂、降血糖作用。奶香南瓜糊是痛风合并糖尿病患者的辅助食疗佳品。

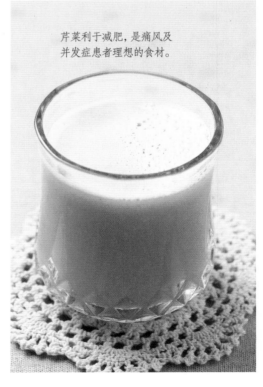

芹菜利于减肥,是痛风及并发症患者理想的食材。

山楂胡萝卜丝酸甜爽口，开胃健食，痛风合并糖尿病患者可适量食用。

山楂胡萝卜丝

总嘌呤含量 < 30 毫克

原料: 鲜山楂 100 克, 胡萝卜、粉丝各 50 克, 苦菊 10 克, 盐、白糖、醋、香油各适量。

做法: ①胡萝卜洗净, 切细丝, 用开水焯烫后捞出, 过凉, 沥水; 粉丝用沸水焯烫, 捞出, 过凉, 切成段; 山楂剔出核仁, 放进煮锅加水煮熟后放进榨汁机内, 加入白糖后, 榨成酱泥待用; 苦菊洗净, 切段后盛盘。②将胡萝卜丝、粉丝段加入山楂酱、醋、盐、香油拌匀后盛盘即可。

防治痛风功效
此菜有消食开胃、活血清热、降脂、降糖的功效, 适合痛风合并糖尿病患者适量食用。

糙米茶

总嘌呤含量 < 50 毫克

原料: 糙米 200 克。

做法: ①准备一个平底锅, 不加油, 直接将糙米放进去翻炒, 直至金黄色。②同时, 用另外一个锅将水煮开, 放入炒好的糙米马上停火。③过滤掉糙米, 留水饮用。

Tips

糙米茶尤其适用于亚健康、肥胖、便秘、三高及糖尿病人群。

防治痛风功效
糙米茶可预防高血压与脑卒中, 保证血液畅通, 并有通利小便、降低血糖的功效。

糙米胚芽中富含的维生素 E 能促进血液循环, 有效维护全身机能。

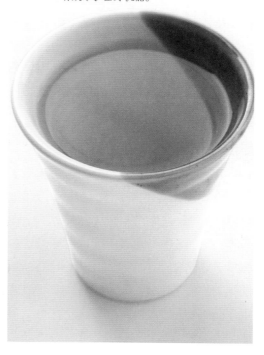

痛风合并高血压病

痛风与高血压有着密切的关系,痛风伴有高血压人数占痛风患者人数的 40%~60%。高血压的药物会促进肾脏对尿酸的重吸收,减少尿酸的排泄量。再者,高血压损害了毛细血管,使肾小管对尿酸的分泌受到了影响,同时,高血压还会引起肾脏功能减退,直接使尿酸的排泄受阻。所以我们要在合理搭配饮食的基础上,再配合适量的运动,并养成良好的作息习惯,以此来严格控制痛风患者的血压,使其维持在正常的范围内。

痛风合并高血压患者饮食宜忌

忌摄入脂肪过量

流行病学研究表明,如能将膳食脂肪控制在总热量 25% 以下,连续 40 天可使男性收缩压和舒张压下降 12%,女性下降 5%。动物性脂肪含饱和脂肪酸高,可升高胆固醇,易导致血栓形成,使高血压脑卒中的发病率增加;而植物性油脂含不饱和脂肪酸较高,能延长血小板凝集时间,抑制血栓形成,降低血压,预防脑卒中。故食用油宜多选植物油,其他食物也宜选用低饱和脂肪酸、低胆固醇的食物,如蔬菜、水果、禽、瘦肉及低脂乳等。

忌油腻和辛辣的食物

高血压患者应少吃或不吃油腻和辛辣的食物。常见的辛辣食物有葱、大蒜、生姜、芥末、韭菜、辣椒、桂皮、八角、洋葱等,高血压患者尤其不能食用辣椒。辣椒属于热性食物,倘若高血压患者有发热、便秘、疼痛等症状,食用辣椒后会加重症状,抵消降压药物起到的疗效。

忌吸烟、喝酒

每支烟中含尼古丁 5~15 毫克,尼古丁会刺激心脏,使心跳加快、血管收缩、增加外周血管的阻力,从而导致血压的升高。尼古丁还会促使钙盐、胆固醇等在血管壁上沉积,加速动脉粥样硬化的形成,长期吸烟患者,脑卒中和冠心病发病率是不吸烟患者的 2~3 倍。

首先,痛风患者应该严禁喝酒。另外酒精可以使人心率加快,血管急速收缩,血压升高,还可以促使胆固醇、钙盐等沉积于血管壁之中,加速了动脉硬化。而长期大量饮酒更易诱发动脉硬化,加重高血压,因此高血压患者也应戒酒。

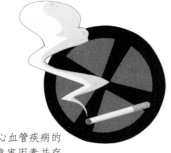

吸烟和痛风都是心血管疾病的危害因素,两种危害因素并存时,其威胁性会大大增加。

忌摄入过量的钠

限制钠盐的摄入是不可忽视的降压治疗措施之一,因为食盐能使小动脉痉挛,血压升高,并促使肾小动脉硬化过程加快。食盐过多还容易使水钠在体内潴留,而引起水肿。正常人每天摄取钠盐的量应控制在 6 克,高血压患者应不超过 5 克,所有过咸食物及腌制品应在禁忌之列。另外,日常应再饮用 3 000 毫升左右的水,加速排出尿液,即可使一般性高血压得到控制。

宜增加钾的摄入

限钠时应注意补钾,钾、钠之比至少为 1.5 : 1。钾与高血压呈明显的负相关,高钾饮食可以降低血压。另外,有些利尿药可使钾从尿中大量排出,故应供给含钾丰富的新鲜蔬菜和水果等。富含钾的蔬菜和水果有土豆、黄瓜、芹菜、苋菜、梨、桃、菠萝、香蕉、橘子、西瓜等。

宜增加钙的摄入

膳食中低钙与高血压病有关,有研究表明,人群日均摄钙每增加 100 毫克,平均收缩压可下降 2.5 毫米汞柱(mmHg),舒张压下降 1.3 毫米汞柱(mmHg)。中国人普遍钙摄入量不足,牛奶中含钙量较高,每日补充 500 毫升牛奶即可满足需要。另外含钙丰富的食物还有芹菜、萝卜缨、葵花子、核桃、花生、红枣、木耳等。

宜补充维生素 C

维生素 C 可使胆固醇氧化为胆酸排出体外,改善心脏功能和血液循环。另外,维生素 C 还能促进尿酸的排出,对痛风合并高血压患者有一定的效果,橘子、红枣、西红柿、芹菜叶、油菜、小白菜等食物中,均含有丰富的维生素 C,多食用新鲜蔬菜和水果,有助于高血压病的防治。

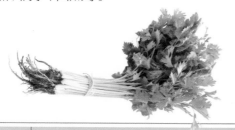 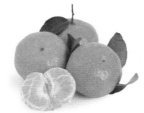

食物种类	宜吃食物	慎吃食物
果蔬类	香菜、芹菜、胡萝卜、黄瓜、茄子、西红柿、西瓜、红枣、柠檬、橘子	甘蔗、榴莲、椰子
谷豆类	大米、玉米、馒头、红薯	糕点、油条、饼干、元宵、面包
肉、蛋、奶类	脱脂牛奶、鸡蛋	各种肉类及动物内脏
水产、菌藻类	海参、海蜇皮	鱼类、海带、紫菜
中药、饮品类	葛根、夏枯草、菊花茶、金银花茶、绿茶、枸杞子茶、绞股蓝茶	浓茶、酒、加工果汁、可乐
其他类	香油、橄榄油、百合	咸菜、酱菜、辣酱、浓汤、肉汤

治痛风又降血压的食疗方

南瓜富含膳食纤维，对防治糖尿病有一定的疗效。

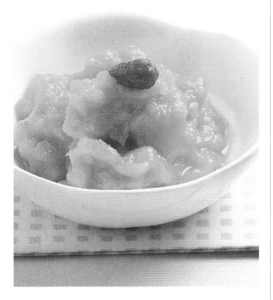

炒黄瓜片

总嘌呤含量 < 20 毫克

原料: 黄瓜 250 克，盐、葱、姜各适量。

做法: ①黄瓜洗净，切成片；葱切成葱花；姜切末。②油锅烧热，爆香葱花、姜末，放入黄瓜片迅速翻炒。③放入盐，熟时能保持黄瓜脆嫩。

Tips

黄瓜中的丙醇二酸可抑制糖类物质转变为脂肪。

防治痛风功效
黄瓜高钾低钠，有很好的降低血压作用，可缓解高血压的症状，适合痛风合并高血压患者食用。

黄瓜有清热、利水消肿的功效，是痛风患者非常好的消肿食物。

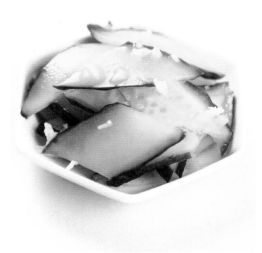

苹果南瓜糊

总嘌呤含量 < 10 毫克

原料: 南瓜 200 克，苹果 150 克。

做法: ①将南瓜洗净，去皮，切碎，煮软。②把苹果去皮、去核后切碎，煮软，与南瓜均匀混合捣碎即可。

Tips

嫩南瓜水分多，瓜肉薄而脆；老南瓜较面、较甜。

防治痛风功效
苹果和南瓜的嘌呤含量都很低。另外，苹果和南瓜都是降低胆固醇含量的理想食物，并发高脂血症、高血压的痛风患者宜食用。

玉米须粥

`总嘌呤含量 < 10 毫克`

原料: 玉米须 50 克 (鲜品 100 克),大米 100 克,蜂蜜 30 克。

做法: ①将玉米须洗净,切碎或切成小段,放入碗中备用;将大米淘洗干净,放入砂锅,加水适量,煨煮成稠粥。②粥将成时调入玉米须,小火继续煮沸,离火稍凉后拌入适量蜂蜜即可。

Tips
玉米须有降血糖、降血脂的功效,适用于糖尿病和高脂血症者。

防治痛风功效
玉米须能利尿消肿,蜂蜜富含钾,能润肠通便,二者都有稳定血压、促进尿酸排出的作用,是痛风合并高血压患者的饮食佳品。

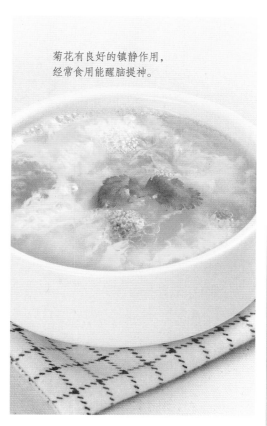

菊花有良好的镇静作用,经常食用能醒脑提神。

用玉米须还可直接泡水喝,可以有效清除人体内血液中的胆固醇。

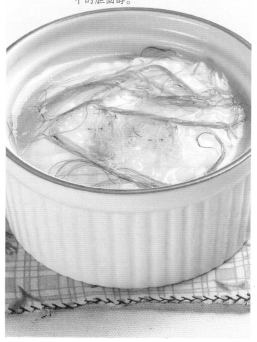

菊花鸡蛋汤

`总嘌呤含量 < 10 毫克`

原料: 鸡蛋 1 个,干菊花 10 朵,盐、醋、姜各适量。

做法: ①干菊花冲洗干净,放入开水锅中烫一下捞出,放入冷水中冲洗;姜洗净,切成细丝。②将鸡蛋打入碗中,加入盐,用筷子打匀。③锅中加适量水,放入生姜丝、盐、醋,汤煮开后,下入蛋液、菊花,稍煮片刻即可。

还能这样做:
菊花可以与山楂或者槐花等用沸水冲泡,制成茶饮,每日服用,降低血压效果很明显。

防治痛风功效
此汤营养丰富,易消化,有平肝降压、降低血尿酸的功效。

痛风合并冠心病

痛风合并冠心病者约占痛风患者的 15%，痛风患者合并冠心病的发生率约为非痛风患者的 2 倍，原因是尿酸盐可直接沉积于动脉血管壁，诱发血脂沉积而引起动脉粥样硬化，从而导致冠心病。治疗同时存在的冠心病和痛风病，除了戒除烟、酒和适当的运动锻炼，并有针对性地扩张血管，改善血液循环等方式外，控制、选择、调节、平衡患者的饮食也是防治这些疾病的重要措施。

痛风合并冠心病患者饮食宜忌

忌营养比例失调

宜适当吃些粗粮，以增加多碳水化合物、膳食纤维的含量。脂肪摄入量最多占总热量 20%~25%。膳食中胆固醇摄入量应控制在每日 300 毫克以下。蛋白质以每千克体重不超过 1 克为宜。

忌多吃盐

盐摄入量过多，会直接增加心脏的负担，对心脏血流供应本来就已经不足的冠心病患者极为不利，并在一定程度上加重高血压。因此，食盐的摄入量应每日控制在 5 克以下。

宜吃保护血管的食物

冠心病患者的血管变窄堵塞，血液循环不畅，宜多吃一些保护血管的食物，如洋葱、大蒜、紫花苜蓿、燕麦、木耳等，且要长期坚持。

宜注意摄取矿物质和维生素

日常饮食中应多吃蔬菜水果，它能显著降低冠心病的风险。一般每人每天应摄入多种蔬菜 300~500 克，各种水果 200~400 克。此外，腌菜和酱菜含盐较多，维生素损失较大，应少吃。吃莲藕、山药等含淀粉较多的蔬菜时，要适当减少主食。

食物种类	宜吃食物	慎吃食物
果蔬类	西瓜、苹果、橘子、大白菜、黄瓜、芹菜、西红柿、苦瓜、木耳	甘蔗、榴莲、豇豆、菠菜、韭菜
谷豆类	大米、玉米、小米、红薯	糕点、油条、豆腐干
肉、蛋、奶类	脱脂牛奶、鸡蛋	各种肉类及动物内脏
水产、菌藻类	海参、海蜇皮	鱼类、海带、紫菜
中药、饮品类	丹参、苏合香、黄芪、人参、三七、半夏	浓茶、酒、加工果汁、可乐
其他类	醋、榨菜、橄榄油、茶油	咸菜、酱菜、辣酱、浓汤、肉汤

治痛风又治冠心病的食疗方

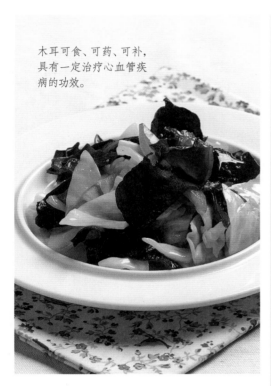

木耳可食、可药、可补，具有一定治疗心血管疾病的功效。

红薯山药小米粥

总嘌呤含量 < 15 毫克

原料: 红薯、山药各 100 克，小米 50 克。

做法: ①红薯、山药分别去皮洗净，切小块；小米洗净浸泡片刻。②清水开锅后把小米、红薯块和山药块入锅一起煮至熟烂即可。

Tips

山药洗净后，蒸或煮5分钟，凉凉后可轻松去皮。

防治痛风功效

山药健脾益胃、助消化；小米补脾胃，可强健身体；红薯热量较低，三者都富含膳食纤维，能降低胆固醇，痛风患者食用后，还利于瘦身。

木耳炒卷心菜

总嘌呤含量 < 30 毫克

原料: 卷心菜 200 克，干木耳 5 克，盐、酱油、醋各适量。

做法: ①卷心菜洗净，撕成片；干木耳泡发后，洗净，焯水。②油锅烧热，放入木耳、卷心菜，加入酱油、盐、醋翻炒片刻即可。

Tips

卷心菜用手撕成不规则块，更易熟好入味。

防治痛风功效

此菜品富含膳食纤维、维生素，能减少尿酸的生成，并有助于尿酸的排泄，降低胆固醇，适合痛风并发心脑血管疾病患者食用。

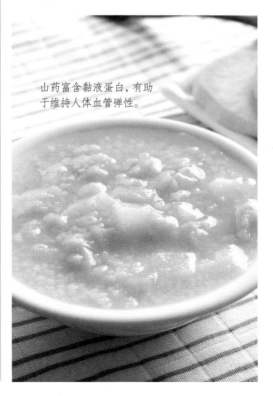

山药富含黏液蛋白，有助于维持人体血管弹性。

附录 痛风患者最关心的 10 大问题

1. 痛风能根治吗？

痛风和糖尿病一样，是终身性疾病，也就是说，这种疾病不会被彻底根治。因此，病史长达几十年的痛风患者是很常见的。

痛风虽然是无法根治的代谢性疾病，但它的特点是呈间歇性的发作。间歇期越长（有的可长达 10 年以上），对身体的损害就越小。反之，间歇期越短（有的在 1 个月内发作数次），发作越频繁，对身体的损害就越大。

因此，痛风无法除根并不可怕，关键是如何坚持不懈地进行自我保养，辅以合理的药物治疗和正确的饮食方案，使血尿酸保持在正常范围，并将发作次数尽可能减到最少，尽量延长痛风的间歇期，就可以做到带病延年，享受和正常人一样的优质生活。

2. 痛风的发展分几个阶段？

第一阶段——高尿酸血症期：又称痛风前期，在这一阶段，病人可无痛风的临床症状，仅表现为血尿酸升高。

第二阶段——痛风早期：此期由高尿酸血症发展而来。突出的症状是急性痛风性关节炎的发作。在急性关节炎发作消失后关节可完全恢复正常，亦不遗留功能性损害，但可反复发作。

第三阶段——痛风中期：此期痛风性关节炎由于反复急性发作造成的损伤，使关节出现不同程度的骨破坏与功能障碍，形成慢性痛风性关节炎。可出现皮下痛风石，也可有尿酸性肾病及肾结石的形成，肾功能可正常或轻度减退。

第四阶段——痛风晚期：出现明显的关节畸形及功能障碍。皮下痛风石数量增多、体积增大，可破溃流出白色尿酸盐结晶。尿酸性肾病有所发展，肾功能明显减退，可出现氮血症及尿毒症。

3. 哪些因素可引起痛风的急性发作?

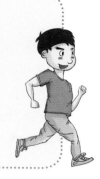

　　疲劳与高嘌呤饮食是痛风急性发作最为常见的诱因。有的是在连续加班加点干活,或长途出差、或搬迁新居等情况下疲劳过度发病;有的则是在饱食大量鱼、肉类食品后发病。

　　其他常见的诱因还包括饮酒、受凉、关节局部劳损或扭伤、过度运动(如长跑、游泳、足球等)、精神紧张、呼吸道感染等。

4. 哪些措施有助于防止痛风发作?

　　(1)养成良好的饮食习惯,尽量避免嘌呤含量较高的饮食。多饮水,保持每日有充足的尿量。

　　(2)每日根据工作与活动量安排饮食。定量进食,不要吃得过饱,也不要随意增加进餐次数,以免热量及营养过剩而导致肥胖,应保持理想体重。

　　(3)生活要有规律,按时作息。一日三餐定时定量。消除不良的生活习惯,尤其是彻夜的伏案工作、通宵达旦娱乐等,均对身体危害极大。

　　(4)戒除不良嗜好,如吸烟、酗酒等。另外,情绪要平和,心态要乐观。

　　(5)痛风缓解期每三个月检查一次血尿酸,如果连续三次血尿酸正常,可以延长至半年检查一次,以便及时发现高尿酸症状,采取有效措施使血尿酸恢复正常,则可防止其发展为痛风。

5. 饥饿疗法能治痛风吗?

　　痛风一般是高嘌呤饮食摄入过多、尿酸代谢失衡引起的,有些人就认为进行饥饿疗法可以降低体内尿酸水平。其实,我们处于饥饿状态时,体内乳酸、自由脂肪酸以及 β - 羟丁酸等有机酸含量会增加,能竞争性抑制肾小管对尿酸的分泌,使尿酸排泄变少,体内尿酸水平升高,引发高尿酸血症。

　　当然,减肥对痛风患者很重要。痛风患者的饮食以控制在正常人食量的 80%~90% 为宜,不要禁食和过度饥饿。

6. 痛风患者饮水应注意哪些事项?

（1）要养成饮水的习惯,每日坚持定量的饮水,切忌平时少饮,临时暴饮,要分次补水,尤其是心肾功能不全的患者,暴饮可能加重心脏、肾脏负担,同时需要注意限制钠盐的摄入。

（2）痛风患者推荐每日饮水量为 3 000 毫升,可起到增加尿量(最好每天保持 2 000 毫升左右的排尿量)的作用。炎热的夏季,饮水量还要增加。当然已发生肾功能不全和水肿等症状时,通过饮水增加尿量来帮助尿酸的排泄已无甚功效,饮水过量可能会加重病情。

（3）不要在饭前半小时内和饱食后大量饮水,这样会冲淡消化液和胃酸,妨碍正常的消化功能,久而久之易消化不良,并导致胃病。

（4）不要等感到口渴明显时才想起饮水,因为口渴明显时体内已处于缺水状态,这时候才饮水是一种被动饮水,对促进尿酸排泄效果较差。

（5）饮水的最佳时间分为四个时间段,即早上起床后到早餐前 30 分钟,早中餐之间,中晚餐之间,晚餐后 45 分钟到睡觉前。

（6）在人体偏碱性的环境下,尿酸溶解度增加,容易排泄,并且不容易形成尿路结石,所以偏碱性水最适合作为痛风患者常用饮用水。

7. 痛风患者必须戒烟酒吗?

酒中的乙醇可直接加快人体内嘌呤合成的速度,使其含量增加。酒中的乙醇还可刺激人体内乳酸合成增加,而乳酸可抑制肾脏排泄尿酸的功能,容易引起泌尿系统结石。某些酒类,尤其是啤酒在发酵过程中可产生大量嘌呤,对痛风患者很不利,更应当列为禁忌。

痛风患者还需要戒烟,吸烟不仅可导致肺部炎症反应,导致组织缺氧、影响肺功能,还可造成肾功能损害,影响尿酸的排泄。

8. 降尿酸必须越快越好吗?

解决痛风的根本问题就是降尿酸,如果尿酸长期降不下来,痛风就会频繁发作。但是,如果在降尿酸过程中出现尿酸水平的剧烈波动,比如吃海鲜喝啤酒导致尿酸突然升高,又或是口服多种降尿酸药物导致尿酸突然猛降。此时,沉积在关节等处的尿酸盐结晶会快速溶解,产生一些"微晶体",刺激关节导致痛风急性发作,尿酸降得越快,析出的"微晶体"就会越多,就会出现关节红肿疼痛,甚至不能活动,因此提倡"平稳降尿酸"。

9. 采用低嘌呤饮食是否就不需要再服药了?

对于大多数痛风患者来说,在常规采取饮食控制的情况下,同时服用适量的抗痛风药物,才能达到较好的控制病情的目的。

对少部分无症状而血尿酸轻度升高的高尿酸血症患者,有时单独采取饮食控制,也可使血尿酸维持正常而无须加用抗痛风药物;对无症状但血尿酸明显升高的患者,单用饮食控制不一定能使血尿酸下降的幅度令人满意,故须同时服用降血尿酸药物。

总的来说,饮食控制对痛风及高尿酸血症的防治虽很重要,但不能作为唯一的手段,只能作为一项辅助治疗措施,不能完全取代必要的药物治疗。

10. 痛风患者应该怎样科学运动?

运动前,准备要充足:①注意保暖,尤其是已出现关节病变的患者,好发部位不可受凉。②选择合适的运动装备,以穿着舒适为宜。③及时补充适量的水,防止因尿量减少而使血尿酸水平升高。

运动强度要适当:痛风缓解期可进行低强度、长时间的有氧运动,比如散步、骑自行车等。痛风急性发作期则应停止运动。

运动时间要控制:运动时间突然增加,自身机体无法适应,会出现乳酸堆积,影响尿酸排泄。每周做 3~5 次运动,每次时长 30 分钟左右即可。

图书在版编目（CIP）数据

降低嘌呤尿酸的痛风巧吃法 / 李宁主编 . — 南京 ：江苏凤凰科学技术出版社，2019.12（2024.01 重印）
（汉竹·健康爱家系列）
ISBN 978-7-5713-0497-3

Ⅰ . ①降… Ⅱ . ①李… Ⅲ . ①痛风 – 食物疗法 Ⅳ . ① R247.1

中国版本图书馆 CIP 数据核字 (2019) 第 149463 号

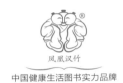

中国健康生活图书实力品牌

降低嘌呤尿酸的痛风巧吃法

主　　　编	李　宁	
编　　　著	汉　竹	
责 任 编 辑	刘玉锋	
特 邀 编 辑	李佳昕　苏清书　张　欢	
责 任 校 对	郝慧华	
责 任 监 制	曹叶平　刘文洋	

出 版 发 行	江苏凤凰科学技术出版社
出版社地址	南京市湖南路 1 号 A 楼，邮编：210009
出版社网址	http ://www.pspress.cn
印　　　刷	合肥精艺印刷有限公司

开　　　本	715 mm × 868 mm　1/16
印　　　张	14
字　　　数	280 000
版　　　次	2019 年 12 月第 1 版
印　　　次	2024 年 1 月第 13 次印刷

标 准 书 号	ISBN 978-7-5713-0497-3
定　　　价	39.80 元

图书如有印装质量问题，可随时与我社印务部联系。